人体解剖学实训指导

主　编　韩利军
副主编　王湘军　姜云传　何祖江
编　者　（按姓氏笔画排序）

王湘军　邓远闻　刘国平
伍绍思　何祖江　姜云传
侯文君　郑登秀　唐小标
唐　军　韩利军

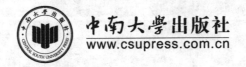
中南大学出版社
www.csupress.com.cn

前　言

  人体解剖学是是一门形态科学，是学习其他基础医学和临床医学课程的重要基础课，学好人体解剖学实验课至关重要。《人体解剖学实训指导》是按照高等职业教育改革创新的要求，为服务于高职教育培养"技能型高级专门人才"的办学宗旨而编写的。

  本书先易后难，确保基础知识的有效教学，注重基本技能的培训，增加学生在实际工作中解决问题的能力。实验采取在教师指导下，学生通过自己动手观察实物标本，辅以模型、挂图和电化教学等各种教学手段，并结合活体观察等形式加强学生的理解和记忆，达到理论与实践相结合，加深对基本理论、基本知识和基本技能的掌握。

  全书包括四篇24章，每次实验包括实验目的、实验材料、注意事项、实验内容和思考题5个内容。实验目的介绍实验的目的与实验所需要掌握的知识要求；实验材料指需准备的标本、模型和挂图等；注意事项提出实验中需要注意的地方；实验内容指实验详细内容和具体操作步骤、方法的描述；思考题能帮助学生巩固本实验所学知识的习题。

  本书在编写过程中，得到各位同道的支持和帮助，在此深表感谢。限于时间和条件，本书中存在不足之处，希望各位同仁、老师和读者不吝指教，以便再版时修改。

目 录

第一章 运动系统 ·· (1)

实验一 骨学总论、躯干骨 ································ (1)

实验二 上肢骨 ·· (6)

实验三 下肢骨 ·· (9)

实验四 颅骨(一) ·· (13)

实验五 颅骨(二) ·· (16)

实验六 关 节 ·· (19)

实验七 头颈肌、躯干肌 ································ (24)

实验八 四肢肌 ·· (29)

第二章 内脏学 ·· (34)

实验九 消化管 ·· (34)

实验十 消化腺、腹膜 ··································· (40)

实验十一 呼吸系统 ····································· (43)

实验十二 泌尿系统、男性生殖系统 ············ (47)

实验十三 女性生殖系统 ····························· (51)

第三章 脉管学、感觉器 ····································· (55)

实验十四 心 ·· (55)

实验十五 头颈、上肢、胸部动脉 ············· (59)

实验十六 腹部、盆部、下肢动脉 ············· (63)

实验十七 静脉、淋巴 ································· (66)

实验十八 视器、前庭蜗器 ························· (71)

第四章 神经系统 ·· (76)

实验十九 神经总论、脊髓、脑干 ············· (76)

实验二十 小脑、间脑、端脑 ···················· (80)

实验二十一 脑和脊髓的被膜、血管及脑脊液循环 ··· (84)

实验二十二　脊神经 ……………………………………………（88）

实验二十三　脑神经、内脏神经 …………………………………（92）

实验二十四　传导路及内分泌 ……………………………………（97）

第一章　运动系统

实验一·骨学总论、躯干骨

【实验目的】

（1）掌握

躯干骨的组成；椎骨的一般形态和各部椎骨的特征；胸骨的结构和分布；肋骨的一般形态、结构；胸骨角的组成、意义；重要的骨性标志：第7颈椎棘突、胸骨角、剑突、骶岬、骶角。

（2）熟悉

骨的形态、分类和构造；骨的化学成分和物理性质；第1肋骨的特征。

【实验材料】

（1）长骨干纵切面标本（示骨的构造）；煅烧骨和脱钙骨瓶装标本。

（2）完整骨架标本；胸骨、肋骨、骶骨和游离椎骨及串连椎骨标本或模型。

【注意事项】

（1）第一次学人体解剖实验课时，可带学生熟悉实验室环境，减轻学生心理压力。

（2）介绍实验室规则，在标本观察中要爱护标本。标本和模型不能带出实验室、不能恐吓同学，不能在上面写字。

（3）观察骨膜时，应用镊子将骨膜轻轻夹起，以免夹损或撕脱骨膜。

（4）躯干骨的重要骨性标志需在活体上触摸。

【实验内容】

一、总论

1. 骨的形态与分类

正常成人共有206块骨，约占体重的1/5，按其在体内的部位可分为躯干骨、颅骨和四肢骨。按其形态可分为：

（1）**长骨**

呈长管状，多分布于四肢，可分一体两端。体又称**骨干**，位于中部，细长，内有**骨髓**

腔，容纳骨髓。两端膨大称**骺**，有光滑的关节面，面上附有一层关节软骨。骨干与骨骺相邻的部位称干骺端.

（2）**短骨**

形似立方体，多成群分布于连结牢固且较灵活的部位，如腕骨和跗骨。

（3）**扁骨**

呈板状，主要构成体腔的壁，如颅盖骨、胸骨等。

（4）**不规则骨**

形态不规则，如椎骨、上颌骨。

2. 骨的构造

取一湿的长骨标本，可见在骨的外表覆有一层纤维膜，即为**骨膜**。再取一长骨纵剖标本观察，在骨干中央有一空腔称**骨髓腔**，其周围及两端骺外层的骨质质地致密称**骨密质**，长骨骺内部的骨质结构疏松，呈海绵状为**骨松质**。观察小儿肱骨的上端，可见到有不显影的带状部分称骺软骨，与成人肱骨对照，可见在成人肱骨的上端有一均匀一致的白线条称**骺线**。

3. 骨的理化特性

成人骨质的化学成分主要由有机质和无机质组成。一生中骨的无机质和有机质的比例随年龄的增长而发生变化。年幼者骨的有机质和无机质约各占一半，故弹性大、硬度小、易变形，在外力作用下不易骨折或折而不断；成年人的骨有机质和无机质的比例最为合适，约为3:7，具有很大硬度和一定弹性，也较坚韧；老年人的骨无机质比例更大，脆性较大易发生骨折。在实训教学时，可让学生观看瓶装煅烧骨和脱钙骨标本。

二、躯干骨

躯干骨共51块，包括24块椎骨、1块骶骨、一块尾骨、1块胸骨和12对肋骨。先在整体骨骼标本上找出躯干骨，再观察分离躯干骨标本。

1. 椎骨

（1）椎骨的一般形态

取胸椎标本观察。椎骨为不规则骨，一般由**椎体**和**椎弓**两部分组成。椎体在椎骨前份，呈短圆柱状，椎弓为椎体后方呈弓形的骨板，椎体与椎弓围成**椎孔**。所有椎骨的椎孔相连形成**椎管**，容纳脊髓。椎弓分**椎弓根**和**椎弓板**。椎弓根的上、下缘各有一切迹，分别称**椎上、下切迹**，相邻椎骨的上、下切迹共同围成**椎间孔**，内有脊神经和血管通过。椎弓上伸出7个突起：向两侧伸出的一对**横突**，向上伸出的一对**上关节突**，向下伸出的一对**下关节突**，向后伸出单一的**棘突**。

（2）各部椎骨的特点

①颈椎：有7个，其中第1、2、7颈椎形态特殊。

一般颈椎的特点：椎体较小，椎孔相对较大，呈三角形。横突根部有一孔称**横突孔**，内有椎动脉、静脉通过。第 2~6 颈椎的棘突较短，末端分叉。上、下关节突的关节面基本呈水平位。成年人第 3~7 颈椎椎体上面两侧多有向上的突起称**椎体钩**。

第 1 颈椎又名**寰椎**，呈环形，无椎体、棘突和关节突，由**前弓、后弓**和两个**侧块**构成。侧块上、下有关节面分别与枕髁和第 2 颈椎相关节，前弓的后面有**齿突凹**，与枢椎的齿突相关节。

第 2 颈椎又名**枢椎**，在椎体上方伸出一指状突起称**齿突**，与寰椎的齿突凹相关节。

第 7 颈椎又名**隆椎**，棘突特别长，末端不分叉，易在体表扪及，常作为记数椎骨序数的骨性标志。

②**胸椎**：12 个，椎体从上向下逐渐增大；横断面呈心形，椎孔呈圆形；棘突细长向后下方倾斜，呈叠瓦状排列；椎体侧后部的上、下缘与横突末端的前面有关节面，分别称**上肋凹、下肋凹**和**横突肋凹**。关节突关节面几乎成冠状位。

③**腰椎**：5 个，椎体粗大，横断面呈肾形；椎弓发达，椎孔较大呈三角形；上、下关节突粗大，关节面基本呈矢状位；棘突宽大呈板状，几乎水平后伸，末端圆钝，且棘突间隙较宽，临床上利用此间隙进行腰椎穿刺术。

2. 骶骨

成人骶骨由 5 块骶椎融合而成，呈倒三角形。分骶骨底、侧部、骶骨尖、盆面和背侧面。底向上，中部前缘隆凸，称**岬**。中部有 4 条**横线**，是椎体融合的痕迹。横线两端有 4 对**骶前孔**。背面隆凸粗糙，有 4 对**骶后孔**。骶前、后孔均与**骶管**相通，有骶神经前后支通过。骶管上连椎管，下端的开口称**骶管裂孔**，裂孔两侧有向下突出的**骶角**，骶管麻醉常以此作为标志。骶骨的两侧的上份有耳状面与髂骨的耳状面构成骶髂关节。

3. 尾骨

尾骨由 4~5 块退化的尾椎融合而成。上接骶骨，下端游离为尾骨尖。

4. 胸骨

胸骨属扁骨，上宽下窄，位于胸前壁正中。前面微凸，后面微凹，自上而下由**胸骨柄、胸骨体**和**剑突**组成。胸骨柄上部宽厚，下部窄薄，上缘有 3 个凹陷，中间的称**颈静脉切迹**，外侧的称**锁切迹**，与锁骨相关节；柄的两侧有 1 对肋骨切迹，与第一肋骨相连接。柄与体相连处稍向前突称**胸骨角**，是确定第 2 肋骨的重要标志。胸骨体外侧缘有 6 对**肋骨切迹**，分别与第 2~7 肋骨软骨相关节。剑突薄而窄，形状变化较大，上连胸骨体，下端游离。

5. 肋骨

肋骨有 12 对，属扁骨。由肋骨和肋软骨两部分组成。现只观察肋骨。除第 1 肋骨外，其余各肋骨形态大致相同。呈细长弓状，分为中部的体和前、后两端。前端稍宽，与肋软骨相接。后端膨大，称**肋骨头**，有关节面与胸椎肋凹相关节。肋骨头外侧的狭细部分称**肋骨颈**，肋骨颈外侧的粗糙突起，称**肋骨结节**，有关节面与相应胸椎的横突肋骨凹相关节。**肋骨体**分内、外两面及上、下两缘。在内面近下缘处有一浅沟称**肋骨沟**，有肋间神经、血管经过。肋骨体后份的急转角称**肋角**。

【思考题】

1. 名词解释：胸骨角、骶角。

2. 骨按其形态可分哪几类？若按其部位又可分哪几类？

3. 试述颈椎、胸椎、腰椎的主要区别。

4. 填图

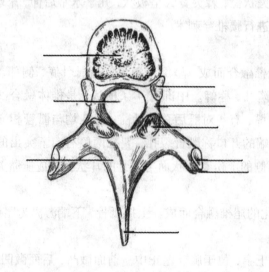

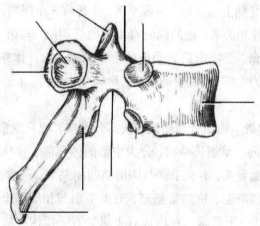

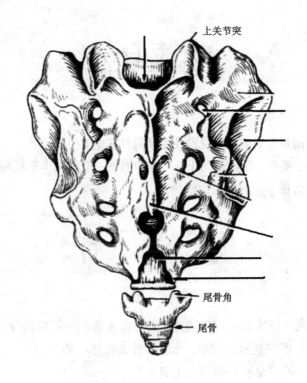

上关节突

尾骨角

尾骨

（韩利军）

实验二·上肢骨

【实验目的】

(1)掌握上肢骨的数目、名称、位置及主要骨性标志。
(2)掌握肩胛骨、锁骨、肱骨、桡骨及尺骨的形态、位置和主要结构。
(3)熟悉手骨的名称、分布和形态结构。

【实验材料】

完整骨骼标本;全套离体上肢骨标本;盒装串连手骨标本。

【注意事项】

(1)观察时,首先要按实验内容的描述,把骨标本放在解剖学位置。
(2)上课之前先对照完整骨架观察,熟悉各骨在整体中的位置。
(3)爱护好标本,不要拿长骨做其他工具使用。

【实验内容】

上肢骨共64块,包括上肢带骨和自由上肢骨。

1.上肢带骨

(1)**锁骨**

呈"～"形弯曲,位于胸廓前上部两侧。分一体两端,体的上面光滑,下面粗糙,内侧
2/3凸向前,呈三棱棒形,外侧1/3凸向后,呈扁平形,锁骨的外、中1/3交界处较细,易
骨折;内侧端粗大称**胸骨端**,与胸骨柄相关节;外侧端扁平称**肩峰端**,与肩峰相关节。锁
骨对固定上肢,支撑肩胛骨,便于上肢灵活运动起重要作用。

(2)**肩胛骨**

为三角形扁骨,贴于胸廓的后外侧上份,介于第2～7肋骨之间。分为两面、三缘和三
角。前面为一大而浅的窝称**肩胛下窝**;后面上方有一横位的骨嵴称**肩胛冈**,冈的外侧端较
平宽称**肩峰**,为肩部最高点,冈的上、下各有一窝,分别称**冈上窝**和**冈下窝**。内侧缘薄而
锐利,**外侧缘**肥厚,**上缘**短而薄,近外侧有一小切迹称**肩胛切迹**,有肩胛上神经通过,自切
迹外侧向前伸出一曲指状突起称**喙突**,有肌附着。**上角**在内上方,平对第2肋骨;**下角**为
内、外侧缘会合处,对应第7肋骨,体表易于摸到;**外侧角**膨大,有一微凹朝外的关节面称
关节盂,与肱骨头相关节,关节盂的上、下分别有**盂上结节**和**盂下结节**,有肌肉附着。

2. 自由上肢骨

(1)**肱骨**

是典型长骨，位于上臂，分一体及上、下两端。上端有朝向内后上方呈半球形的**肱骨头**，肱骨头周围的环状浅沟称**解剖颈**，肱骨头外侧的隆起称**大结节**，前面的隆起称**小结节**，两结节向下延伸的骨嵴，分别称**大结节嵴**和**小结节嵴**，两嵴间的纵沟称**结节间沟**。上端与肱骨体交界处称**外科颈**，因此处易骨折而得名。

肱骨体上端呈圆形，下端呈三棱柱形。体中部外侧有较大的粗糙面称**三角肌粗隆**，在粗隆的后内侧有一螺旋状浅沟称**桡神经沟**，桡神经沿沟通过，因此，肱骨中段骨折易损伤此神经；体内侧近中点处有滋养孔，有血管、神经通过。

肱骨下端较扁，外侧部前面有半球状的**肱骨小头**，内侧部有滑车状的**肱骨滑车**，滑车前面上方有一窝称**冠突窝**，肱骨小头前面上方有一浅窝称**桡窝**，滑车的后上方有一大窝称**鹰嘴窝**。下端的两侧各有一突起，分别称**内上髁**和**外上髁**，二者在体表均易摸到，内上髁后面有尺神经沟，有尺神经通过。

(2)**桡骨**

位于前臂的外侧，分一体两端。上端稍膨大称**桡骨头**，头上面有关节凹，与肱骨小头形成肱桡关节。头的周围为环状关节面，与尺骨桡切迹形成桡尺近侧关节。头下方稍细，称**桡骨颈**。颈的内下侧有突起的**桡骨粗隆**。桡骨下端粗大，外侧有一向下的锥形突起，称**桡骨茎突**。下端的内侧面有关节面，称**尺切迹**。下面有**腕关节面**与腕骨形成桡腕关节。

(3)**尺骨**

位于前臂的内侧，分一体两端。上端粗大，下端细小，体为三棱柱状，上端的前面有一半月形凹陷称**滑车切迹**。切迹的上、下方各有一突起，上方的突起称**鹰嘴**，下方的突起为**冠突**。冠突的外侧面有**桡切迹**，与桡骨头相关节。下端为**尺骨头**，其后内侧向下的突起称**尺骨茎突**。

(4)**手骨**

观察串连的手骨标本，手骨分为腕骨、掌骨和指骨。

①**腕骨**：共8块，属短骨，它们排列成远侧、近侧两列，每列4块。由桡侧向尺侧，近侧列依次为**手舟骨、月骨、三角骨和豌豆骨**；远侧列为**大多角骨、小多角骨、头状骨和钩骨**。手舟骨、月骨和三角骨近端共同形成一椭圆形的关节面，与桡骨的腕关节面及尺骨下端的关节盘构成桡腕关节。所有腕骨在掌面形成一凹陷的腕骨沟。

②**掌骨**：5块，由桡侧向尺侧，依次称第1～5掌骨。掌骨分一体及两端，近侧端为**掌骨底**，远侧端为**掌骨头**，底与头之间部分为**掌骨体**。

③**指骨**：共14节，除拇指仅有2节外，其余4指均为3节，由近端向远端依次为**近节指骨、中节指骨和远节指骨**。指骨的近端称底，中间部为体，远端为滑车。远节指骨末端的掌面粗糙，称指骨粗隆。

【思考题】

1. 名词解释：鹰嘴、外科颈。

2. 上肢骨观察完毕后，在自己身体上摸认下列各骨性标志：锁骨、肩胛冈、肩胛骨下角、肩峰、鹰嘴、肱骨内上髁、肱骨外上髁、尺骨头、尺骨茎突、豌豆骨和掌骨等。

3. 填图

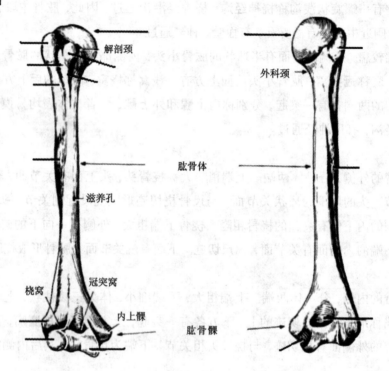

解剖颈

外科颈

肱骨体

滋养孔

桡窝　　　冠突窝

内上髁

肱骨髁

（王湘军）

实验三·下肢骨

【实验目的】

(1)掌握下肢骨的名称、数目和位置及重要骨性标志。

(2)掌握髋骨、股骨、胫骨、腓骨的形态和主要结构。

(3)熟悉足骨名称、位置和排列。

【实验材料】

完整骨骼标本；全套离体下肢骨标本；串连足骨标本。

【注意事项】

与上肢骨注意事项相同。

【实验内容】

下肢骨共 62 块，包括下肢带骨和自由下肢骨。

1. 下肢带骨

髋骨：是不规则骨，幼年时的髋骨由髂骨、耻骨和坐骨借软骨连接而成（可在小儿髋骨标本上观察），15 岁左右软骨骨化，三骨融合成一骨。在融合部的外侧面有一深窝，称**髋臼**。坐、耻骨之间围成**闭孔**。

（1）**髂骨**

构成髋骨的后上部，分为**髂骨体**和**髂骨翼**。翼的上缘肥厚，称**髂嵴**。髂嵴的前、中 1/3 交界处向外侧突出称**髂结节**，为一重要的骨性标志，临床常在此进行骨髓穿刺抽取红骨髓检查其造血功能。两侧的髂嵴的最高点连线，约平第 4 腰椎棘突，是临床确定椎骨序数的方法之一。髂嵴前端为**髂前上棘**，后端为**髂后上棘**。在髂前、后上棘的下方各有一突起，分别为**髂前下棘**和**髂后下棘**。髂骨的内面光滑凹陷，称**髂窝**。髂窝的下界有圆钝的骨嵴，称**弓状线**，窝的后部骨面粗糙不平，有一耳状关节面，称**耳状面**，与骶骨的耳状面相关节。

（2）**坐骨**

构成髋骨的后下部，分**坐骨体**和**坐骨支**。体后缘有一尖锐的突起，称**坐骨棘**，棘下方为**坐骨小切迹**。坐骨棘与髂后下棘之间为**坐骨大切迹**。坐骨体下后部延伸为较细的坐骨支，其末端与耻骨下支结合。体与支移行处的后部是肥厚而粗糙的**坐骨结节**，为坐骨的最低点，体表可触及。

（3）耻骨

构成髋骨的前下部，分为体和上、下支。耻骨体和髂骨体结合处骨面粗糙隆起，称**髂耻隆起**。自体向前内延伸出**耻骨上支**，其末端急转向下，成为**耻骨下支**。耻骨上支的上缘锐薄，称**耻骨梳**。耻骨梳向前终于**耻骨结节**。耻骨上下支相互移行处内侧的椭圆形粗糙面，称**耻骨联合面**。

2. 自由下肢骨

（1）股骨

位于大腿部，是人体最长最结实的长骨，长度约为身高的 1/4，可分为一体两端。

上端有球形的**股骨头**，头的外下方较细部分为**股骨颈**，体与颈交界处有两个隆起，上外侧为**大转子**（同学们用手掌贴在股上部的外侧，并旋转下肢，可以感受到大转子在手掌下转动），下内侧的较小为**小转子**。大、小转子之间，在后方有隆起的**转子间嵴**，在前面以**转子间线**相连。股骨体后面有纵行的骨嵴，称**粗线**，此线上端分叉，向外上延伸为**臀肌粗隆**。下端有两个向下后的膨大，分别称**内侧髁**和**外侧髁**。两髁之间的深窝称**髁间窝**，两髁侧面最突起处，分别为**内上髁**和**外上髁**。两髁的关节面在前面合成一个**髌骨面**。

（2）髌骨

是人体内最大的籽骨，位于膝关节前方，略呈三角形，底朝上，尖朝下，前面粗糙，后面光滑有关节面，与股骨髌骨面相关节，髌骨可在体表摸到，当外伤骨折手术取出之后，并不太影响膝关节的功能。

（3）胫骨

是三棱形粗大的长骨，位于小腿内侧，对支持体重起重要作用，分一体两端。上端膨大，向两侧突出，形成**内侧髁**和**外侧髁**。两髁之间有向上的隆起称**髁间隆起**，为前后交叉韧带的附着处。外侧髁的后下方有一小关节面称**腓关节面**，与腓骨头相关节。上端与体移行处的前面有粗糙的隆起称**胫骨粗隆**，它是股四头肌腱的附着处。胫骨体呈三棱形，**前缘**锐利，体表可以触到。下端稍膨大，内侧有一向下的突起称**内踝**，是重要的体表标志；下面有关节面与距骨相关节；外侧有一关节面称**腓切迹**，与腓骨相接。

（4）腓骨

细长，位于小腿的后外侧，不承受体重，可分一体和两端。上端膨大称**腓骨头**，与胫骨相关节，头下方变细称**腓骨颈**。体较细，内侧有骨间缘。下端膨大称**外踝**，较内踝低，内侧有关节面参与形成距小腿关节。

（5）足骨

观察串连的足骨标本，可分为跗骨、距骨及趾骨。

①**跗骨**：共 7 块，属于短骨，排成前、中、后三列，后列有**距骨**，距骨上面有前宽后窄的距骨滑车与胫、腓骨形成关节，距骨下方为**跟骨**；跟骨后部粗糙隆起称**跟骨结节**。中列为**足舟骨**。位于距骨前方偏内侧，前列由内侧向外侧，依次为**内侧楔骨、中间楔骨、外侧楔骨**和**骰骨**，三块楔骨位于足舟骨之前，骰骨位于前外侧。

②**跖骨**：共 5 块，属于长骨，由内侧向外侧依次为第 1 ~ 5 跖骨。其后端为底，中间为体，前端为头。第 5 跖骨底特别粗大且向外后突出称**第 5 跖骨粗隆**。

③**趾骨**：有 14 节，除蹞趾仅两节外，其余各趾为 3 节。趾骨的形态和命名方法与指骨相同。

【**思考题**】

1. 名词解释：弓状线。

2. 下肢骨观察完毕后，在身体上摸认下列骨性标志：髂嵴、髂前上棘、髂后上棘、坐骨结节、耻骨结节、股骨大转子、股骨内侧髁、股骨外侧髁、髌骨、胫骨内侧髁、胫骨外侧髁、胫骨粗隆、内踝、外踝、跟骨结节。

3. 填图

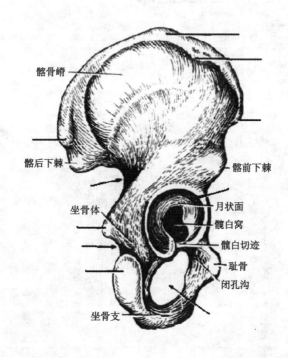

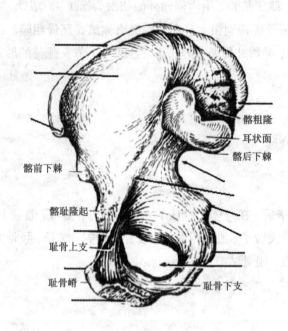

髂粗隆

耳状面

髂后下棘

髂前下棘

髂耻隆起

耻骨上支

耻骨嵴

耻骨下支

（王湘军）

实验四 · 颅骨(一)

【实验目的】

(1)掌握颅骨的数目和组成及脑颅、面颅各骨的名称、位置。

(2)掌握下颌骨、舌骨的形态与结构；了解额骨、颞骨、蝶骨和筛骨的形态结构。

(3)熟悉颅侧面观的基本结构；掌握翼点的组成、特点及临床意义。

【实验材料】

(1)完整颅骨标本；分离颅骨、颅盖、颅矢状切面标本。

(2)放大筛骨、颞骨、蝶骨模型及鼻腔外侧壁模型。

【注意事项】

(1)先观察整体颅骨，熟悉各骨位置，再观察分离颅骨。

(2)颅骨某些部位骨质薄而易碎，观察时要轻拿轻放。

(3)观察颅骨结构时，可对照教材中的插图以帮助记忆。

(4)部分颅骨骨质较薄，观察时动作要轻。

【实验内容】

颅骨共 23 块(不包括 6 块听小骨)，按其所在部位，可分为脑颅和面颅两部分。

1. 脑颅骨

脑颅骨位于颅的后上部分，由 8 块组成，其中不成对的有额骨、枕骨、蝶骨、筛骨。成对的有枕骨和颞骨。它们共同围成颅腔，容纳脑。

(1)**额骨**

位于颅的前上部，内含空腔称**额窦**。

(2)**顶骨**

位于颅盖部中线两侧，介于额骨与枕骨之间。

(3)**枕骨**

位于颅的后下部。

(4)**颞骨**

位于颅的两侧，参与构成颅底和颅腔侧壁。形状不规则，以外耳门为中心分三部：鳞部、鼓部和岩部。其中岩部内含有前庭蜗器。

(5)**蝶骨**

形似蝴蝶，位于颅底中央，枕骨的前方，分体、大翼、小翼和翼突四部分。

（6）筛骨

位于两眶之间，构成鼻腔上部和外侧壁。通过放大的筛骨模型观察，此骨冠状切面呈"巾"字形，分为筛板、垂直板、筛骨迷路三部分。①**筛板**：呈水平位，构成鼻腔的顶，板上有许多小孔，称筛孔。②**垂直板**：自筛板中线下垂，居正中矢状位，构成骨性鼻中隔的上部。③**筛骨迷路**：位于垂直板的两侧，内含筛窦；迷路内侧壁上有两个卷曲的小骨片，即上鼻甲和中鼻甲。

2. *面颅骨*

有 15 块，成对的有上颌骨、鼻骨、颧骨、泪骨、腭骨、下鼻甲，不成对的有犁骨、下颌骨、舌骨。位于颅的前下部，围成眶腔、鼻腔和口腔。

（1）**上颌骨**

构成颜面的中央部。几乎与全部面颅骨相接，内有大的含气腔，称上颌窦。

（2）**鼻骨**

为长条形小骨片，上窄下宽，构成鼻背。

（3）**颧骨**

位于眶的外下方。呈菱形，构成面部的骨性突起。

（4）**泪骨**

为方形小骨片，位于眶内侧壁的前部。

（5）**腭骨**

呈 L 形，位于上颌骨的后方。分水平板和垂直板两部，水平板组成骨腭的后份，垂直板构成鼻腔外侧壁的后份。

（6）**下鼻甲**

为附于鼻腔外侧壁的一对薄而卷曲的小骨片。

（7）**犁骨**

为斜方形小骨片，组成骨性鼻中隔后下部。

（8）**下颌骨**

位于面部的前下部，分为一体两支。下颌体居中央，呈蹄铁形，上缘为**牙槽弓**，弓上有窝，有容纳牙根的牙槽，体的前外侧面有一对**颏孔**。体后正中有突起称**颏棘**。下颌支向上有两个突起，前方称**冠突**，后方称**髁突**，髁突上端膨大称**下颌头**，其下方缩细称**下颌颈**。下颌支内面中央有一开口向后上的**下颌孔**，向下经下颌管通颏孔。

（9）**舌骨**

呈"U"形，位于喉上方，借肌肉连于下颌骨及颅底。其中部称为**舌骨体**，自体向后伸出一对**大角**，体与大角结合处向上伸出一对**小角**。

3. *颅的整体观*

（1）**颅的上面观**

颅的上面称颅顶，呈卵圆形，光滑隆凸，由顶骨、额骨及部分颞骨和枕骨构成。有三条逢，即**冠状缝**，位于额骨与顶骨之间；**矢状缝**，位于两顶骨之间；**人字缝**，位于顶骨与枕骨之间。这些缝一般40岁以后逐渐融合。沿颅顶内面的正中线处有上矢状沟，沟两侧有许多颗粒小凹。为蛛网膜颗粒的压迹。

（2）颅侧面观

通过完整颅骨侧面观察，颅侧面由额骨、蝶骨、顶骨、颞骨及枕骨构成。中部有一骨性孔为**外耳门**，向内同外耳道。外耳门后方为**乳突**，前方为**颧弓**。颧弓将颅侧面分为上方的**颞窝**和下方的**颞下窝**。在颞窝区内，额、顶、蝶、颞四骨相交而成的"H"形缝称为**翼点**。此处骨质薄弱，外伤和骨折时，易损伤其内面的脑膜中动脉前支，引起颅内硬膜外血肿。颞下窝较小而不规则，内侧壁为蝶骨翼突，前壁为上颌体与颧骨。

（3）颅后面观

可见人字缝和枕鳞。枕鳞中央的突出部是**枕外隆突**，隆突向两侧的弓形骨嵴称**上项线**，其下方有与上项线平行的下项线。

【思考题】

1. 名词解释：翼点。

2. 试述颅骨的分部及各部由哪些骨构成？

3. 填图

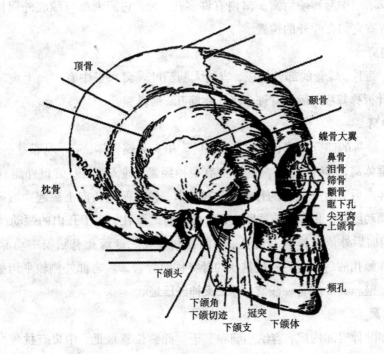

（王湘军）

实验五·颅骨（二）

【实验目的】

（1）掌握颅骨前面观以及颅底内面观的主要孔道和结构。

（2）掌握鼻旁窦的名称、位置及开口及鼻腔外侧壁的主要结构。

（3）熟悉眶、骨性口腔的构成、形态及新生儿颅骨的特征。

【实验材料】

完整颅骨标本；颅底骨、颅矢状切面标本；婴儿颅标本；鼻腔外侧壁模型。

【注意事项】

（1）颅骨内、外面观孔裂甚多，观察时须仔细认真。

（2）其他注意事项与实验四相同。

【实验内容】

1. 颅底内面观

观察颅底骨标本内面，可见颅底内面高低不平，由前向后有呈三级阶梯状的三个窝，分别称颅前窝、颅中窝和颅后窝。窝内有许多孔、裂，它们大都与颅底外面相通，故观察时，应同时查看它们在颅外的位置。

（1）**颅前窝**

由额骨、筛骨、蝶骨的部分构成，容纳大脑额叶。窝底正中有一向上突起称**鸡冠**，其两侧的水平骨板称**筛板**，板上有许多小孔称**筛孔**，通鼻腔。

（2）**颅中窝**

由蝶骨、颞骨的部分构成，容纳大脑颞叶。中央是**蝶骨体**，有一马鞍状的结构称**蝶鞍**，鞍的正中有**垂体窝**，容纳垂体，窝前外侧有**视神经管**，通入眶腔，管口外侧有突向后方的**前床突**。垂体窝后方有一横位的骨隆起称**鞍结节**，鞍背两侧角向上突起为**后床突**，蝶鞍两侧有浅沟称**颈动脉沟**，此沟向前通**眶上裂**，向后通**破裂孔**，续于孔内的颈动脉管。在蝶鞍两侧，由前内向后外依次排列有**圆孔**、**卵圆孔**和**棘孔**。自棘孔有脑膜中动脉沟向外上走行。卵圆孔和棘孔的后方有一三棱锥状的骨突称**颞骨岩部**。岩部外侧较平坦称**鼓室盖**，为中耳鼓室的上壁。其尖端有一浅窝，称**三叉神经压迹**。

（3）**颅后窝**

由枕骨和颞骨岩部构成，容纳小脑和脑干。此窝位置最低，中央有**枕骨大孔**，孔前上方的平坦斜面称**斜坡**，孔的前外缘上有**舌下神经管**，孔后的十字隆起称**枕内隆凸**，由此凸向上的浅沟延伸为上矢状窦沟，向两侧续于**横窦沟**，转向前下呈"S"形的沟称**乙状窦沟**，再经**颈静脉孔**出颅。颅后窝的前外侧，颞骨岩部后面中央有一开口称**内耳门**，通内耳道。

2. 颅底外面观

观察颅底骨标本外面，其外面高低不平，孔裂甚多。后部正中有**枕骨大孔**，其正后方的突起称**枕外隆凸**，它的两侧有弓形骨嵴称**上项线**。枕骨大孔两侧有椭圆形关节面称**枕髁**，与寰椎形成关节。髁前有一边缘不整齐的孔称**破裂孔**，髁的前外侧有**颈静脉孔**。在颈静脉孔前方有**颈动脉管外口**，向内通颈动脉管续于破裂孔。枕髁外侧有明显骨突称**乳突**，其前内侧有细长茎突，二突间有一小孔称**茎乳孔**，向内通面神经管。枕髁根部有一向前外方的开口称**舌下神经管外口**。茎突前外侧有明显的关节窝称**下颌窝**，窝前的横行突起称**关节结节**。颅底外面前部上颌牙齿围绕的部分称骨腭，其前部正中有一小孔称**切牙孔**，腭后部两侧有**腭大孔**。鼻后孔两侧的垂直突起称翼突，翼突根部的后外侧依次有**卵园孔和棘孔**。

3. 颅底前面观

观察颅底骨标本前面，主要为两眶和骨性鼻腔等。

（1）眶

为四面锥体形腔，容纳眼球及附属结构。眶口略呈四边形，向前下外倾斜，口的上、下缘分别称**眶上缘和眶下缘**，眶上缘的内、中 1/3 交界处有一**眶上切迹**或眶上孔，眶下缘的中点下方有**眶下孔**，分别有同名血管和神经通过。眶尖朝向后内，有一圆形孔称**视神经管**，通入颅中窝。眶有四个壁：上壁与颅前窝相邻，其前外侧面有一深窝称**泪腺窝**，容纳泪腺；下壁中部有**眶下沟**，向前导入眶下管通眶下孔；内侧壁最薄，其前下部有**泪囊窝**，容纳泪囊，此窝向下经鼻泪管通向鼻腔；外侧壁较厚。上壁与外侧壁间的后份有**眶上裂**，通颅中窝；下壁与外侧壁间的后份有眶下裂，通颞下窝，二裂均有血管和神经经过。

（2）**骨性鼻腔**

位于面颅中央，介于两眶和上颌骨之间，上至颅底，经筛骨的筛孔通颅前窝，下邻口腔，经腭骨的切牙管通口腔。由犁骨和筛骨垂直板构成的**骨性鼻中隔**，将其分为左右两半。骨性鼻中隔由筛骨垂直板和梨骨构成，多稍偏向于左侧。左、右鼻腔共同的前口称梨状孔，通向外界；后口有两个称**鼻后孔**，通向鼻咽部。在正中矢状切面颅骨标本或鼻腔外侧面模型上观察，每侧鼻腔的外侧壁自上而下有 3 个向下弯曲的骨片，分别称**上鼻甲、中鼻甲和下鼻甲**，鼻甲的下方都有相应的鼻道，分别称**上鼻道、中鼻道和下鼻道**。上鼻甲的后上方与蝶骨体之间有一浅窝称**蝶筛隐窝**。

（3）**鼻旁窦**

又称副鼻窦或鼻窦，共 4 对，包括**上颌窦、额窦、蝶窦和筛窦**，是位于上颌骨、额骨、蝶骨和筛骨内的含气空腔，它们都位于鼻腔周围，并开口于鼻腔。上颌窦，容积最大，窦口高于窦底，人体直立时不宜引流，开口于中鼻道；额窦，位于眉弓深面，左右各一，窦口向下开口于中鼻道；蝶窦，位于蝶骨体内，有骨板分为两腔，向前开口于蝶筛隐窝；筛窦，是筛骨内蜂窝状小房的总称，分前、中、后三群，前、中群开口于中鼻道，后群开口于上鼻道。下鼻道由鼻泪管开口。鼻旁窦对发音共鸣、减轻颅骨重量有一定作用。

4.新生儿颅的特征及其生后的变化

观察婴儿颅瓶装标本，从整体上看，其高度与身高比较，相对较大，约为身高的1/4，而成人约占身高的1/7。脑颅大于面颅，新生儿面颅约为全颅的1/7～1/8，而成人约为1/4；老年人骨质因吸收变薄，牙齿磨损脱落，面颅再次变小。新生儿颅顶各骨间有一定的缝隙，由结缔组织膜封闭，缝隙交接处的膜称囟，其中有较大的**前囟和后囟**，二者分别位于矢状缝的前和后。前囟一般于1岁半左右闭合，后囟于生后不久即闭合。前囟闭合的早晚可作为婴儿发育的标志和颅内压力变化的测试窗口。

【思考题】

1.名词解释：骨性鼻中隔。

2.鼻旁窦包括哪几对？各开口在什么部位？

3.填图

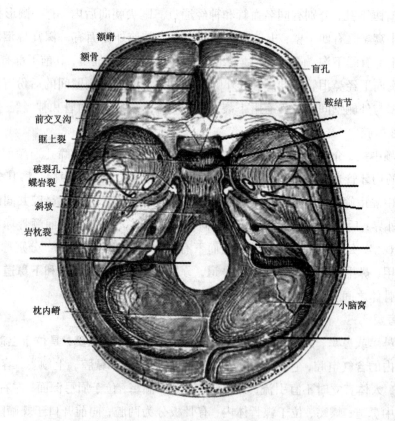

额嵴

额骨

前交叉沟

眶上裂

破裂孔

蝶岩裂

斜坡

岩枕裂

枕内嵴

盲孔

鞍结节

小脑窝

（王湘军）

实验六·关 节

【实验目的】

(1)掌握椎骨间的连结和脊柱的组成及形态。

(2)掌握肩关节、肘关节、髋关节、膝关节和踝关节、颞下颌关节的组成、特点及运动。

(3)掌握骨盆的组成及骨盆的性别差异。

(4)熟悉胸廓的构成和形态;了解脊柱和胸廓的运动。

【实验材料】

(1)脊柱和椎骨间连结标本。

(2)肩关节、肘关节、腕关节、髋关节、膝关节和踝关节标本(打开和未打开关节囊两种)。

(3)完整骨架标本;男女性骨盆标本;前臂骨连结标本(示前臂骨间膜)。

【注意事项】

(1)关节内部结构比较复杂,观察时要细心。

(2)爱护标本,标本看完后要用湿布盖好。

【实验内容】

1.躯干骨的连结

(1)椎骨间的连结

①椎体间的连结:椎体之间借椎间盘及前、后纵韧带相连。

椎间盘:是连结相邻两个椎体间的纤维软骨盘,取椎骨连结湿标本观察,椎间盘由**髓核和纤维环**两部分构成。髓核位于椎间盘的中央稍偏后,是柔软富有弹性的胶状物。纤维环环绕在髓核周围,保护和限制髓核向外膨出。在椎体和椎间盘的前面有上下纵行的**前纵韧带**。从去椎弓标本上观察,可见椎体和椎间盘的后面有纵行的**后纵韧带**。

②椎弓间的连结主要是韧带和关节。取经正中线纵剖的脊柱标本观察,可见连于棘突尖端纵行的**棘上韧带**。连于两棘突之间较短的**棘间韧带**。连于相邻两椎弓板之间的为**黄韧带**(弓间韧带)。相邻椎骨的上、下关节突构成的联合关节称**关节突关节**,属于微动关节。包括寰枕关节和寰枢关节。

（2）脊柱

在完整骨架上观察，可见脊柱位于背部正中，构成人体的中轴。由24块椎骨、1块骶骨和1块尾骨及其连结组成。从侧面观察，脊柱呈"S"形，有颈、胸、腰、骶4个生理弯曲。其中颈曲、腰曲凸向前，胸曲、骶曲凸向后。从后面观察，脊柱在后正中线上有一串棘突。颈椎棘突较短，近水平位；胸椎棘突较长，斜向后下，呈叠瓦状，相互掩盖；腰椎棘突呈水平位，棘突之间间隙较大。

（3）胸廓

在完整骨架上观察，可见胸廓由12个胸椎、12对肋骨、1块胸骨和它们之间的连结组成。成人胸廓呈前后略扁，上窄下宽的圆锥形。胸廓有上、下两口。上口较小，向前下方倾斜，胸廓下口较大而不整齐。第8、9、10对肋骨前端依次与上位肋软骨相连，形成**肋弓**。两侧肋弓形成向下开放的胸骨下角。

2.颅骨的连结

颅顶各骨借纤维结缔组织相连形成缝，颅底个别部分借软骨相连形成软骨连结。只有下颌骨与颞骨之间构成颞下颌关节。

颞下颌关节　又称下颌关节，是颅骨间唯一的关节。取颞下颌关节湿标本（配合模型）观察，可见它是由颞骨的**下颌窝、关节结节**与**下颌头**构成。关节囊松弛，前部较薄弱，外侧有韧带加强。关节囊内有椭圆形的**关节盘**，将关节腔分隔成上、下两部分。运动下颌时，两侧下颌关节联合运动，可作开口、闭口、前进、后退及侧方运动。

3.上肢骨的连结

上肢骨连结包括上肢带骨连结和自由上肢骨连结。先在完整骨架上观察了解胸锁关节和肩锁关节两上肢带骨连结的组成，然后重点观察自由上肢骨连结。

（1）肩关节

观察打开关节囊的肩关节标本，肩关节由**肱骨头**与肩胛骨的**关节盂**构成，是典型的球窝关节。关节盂小而浅，边缘附有**盂唇**；关节囊薄而松弛，囊内有**肱二头肌长头腱**通过；关节囊外有**喙肱韧带、喙肩韧带**及肌腱加强其稳固性，唯有囊下部无韧带和肌加强，最为薄弱，故肩关节脱位时，肱骨头常从下部脱出，脱向前下方。肩关节是全身运动幅度最大、运动形式最多、最灵活的关节。可作屈、伸、内收、外展、旋内、旋外和环转运动。

（2）肘关节

观察已打开关节囊的肘关节标本，可见肘关节包括3个关节：

①**肱尺关节**：由肱骨滑车与尺骨的滑车切迹构成。

②**肱桡关节**：由肱骨小头与桡骨头的关节凹构成。

③**桡尺近侧关节**：由桡骨头环状关节面与尺骨的桡切迹构成。

再观察未打开关节囊的标本，可见关节囊前、后壁薄而松弛，后壁尤为薄弱。关节囊的两侧壁厚而紧张，分别形成**桡侧副韧带**和**尺侧副韧带**。此外，关节囊环绕在桡骨头周围的部分也增厚，形成**桡骨环状韧带**，可防止桡骨头脱出。肘关节可作屈、伸运动。

（3）前臂骨连结

包括前臂**骨间膜**、桡尺近侧关节和桡尺远侧关节的连结。

（4）手关节

包括桡腕关节、腕骨间关节、腕掌关节、掌骨间关节、掌指关节和指骨间关节。利用手关节湿标本重点观察腕关节。

腕关节：取打开关节囊的腕关节标本观察关节面，可见手舟骨、月骨和三角骨的近侧关节面共同组成关节头，桡骨下端的腕关节面和尺骨头下方的**关节盘**构成关节窝。再取未打开关节囊的标本观察，可见关节囊松弛，周围有韧带加强，但这些韧带紧贴关节囊，界线不清。腕关节可作屈、伸、收、展和环转运动。

4. 下肢骨的连结

包括下肢带骨连结和自由下肢骨连结。

（1）下肢带骨连结

有耻骨联合、骶髂关节以及韧带等；现重点观察骨盆。

骨盆：取骨盆湿标本（或模型）观察，可见骨盆由左右髋骨、骶骨、尾骨以及**骶棘韧带**和**骶结节韧带**构成。两髋骨在前方正中线借耻骨联合相连；后方两髋骨与骶骨以骶髂关节相连。

从骶骨岬向两侧经弓状线、耻骨梳、耻骨结节至耻骨联合上缘连成的环行线称**界线**。骨盆以界线分为上部的大骨盆和下部的小骨盆。临床所指骨盆系指小骨盆。小骨盆有上、下两口。骨盆上口由上述界线围成。**骨盆下口**由尾骨尖、骶结节韧带、坐骨结节和耻骨弓围成。耻骨弓为两侧耻骨相连形成的骨性弓。骨盆上、下口之间的腔称骨盆腔。

骨盆的性差借助男、女骨盆模型，比较两者上口的大小、形状以及耻骨弓的角度。

（2）自由下肢骨连结

①**髋关节**：观察髋关节湿标本。可见髋关节由髋臼与股骨头构成。髋臼为一较深的窝，周缘附有一圈颜色较深的纤维软骨环即**髋臼唇**，关节囊厚而坚韧，包绕股骨颈的大部分，周围有韧带加强，尤以前方的**髂股韧带**最为强厚，关节囊内可见**股骨头韧带**，连结股骨头凹和髋臼之间。髋关节可作屈、伸、收、展、旋内、旋外和环转运动。

②**膝关节**：由股骨下端，胫骨上端以及髌骨组成。

取未打开关节囊的标本观察，可见关节囊宽阔而松弛，各部厚薄不一，附于各关节面周缘。囊周围有许多韧带加强。关节囊前壁不完整，前方由髌骨和**髌韧带**填补。髌韧带扁平而强韧，从髌骨下端向下止于胫骨粗隆，为股四头肌腱的一部分。外侧有**腓侧副韧带**，内侧有**胫侧副韧带**。

取已打开关节囊的标本观察，可见在股骨和胫骨的关节面之间有两块半月形的纤维软骨板，分别称**内侧半月板**和**外侧半月板**。在关节内的中央部稍后方找寻到两条连结于股骨和胫骨之间的短韧带，它们相互交叉称**前、后交叉韧带**。

膝关节主要作屈、伸运动，在半屈位时，还可作小幅度的旋内和旋外运动。

③**足关节**：足关节包括距小腿关节、跗骨间关节、跗跖关节、跖趾关节、趾骨间关节。利用足关节湿标本重点观察距小腿关节。

距小腿关节：又称踝关节。取下肢骨标本观察，此关节由胫骨和腓骨下端组成的上关节面和由距骨滑车构成的下关节面（注意此关节面前宽后窄）构成。再取踝关节湿标本观察，可见关节囊的前、后壁薄而松弛，两侧有韧带加强。**内侧韧带**（或称三角韧带）为坚韧的三角形纤维束，自内踝尖向下，扇形止于足舟骨、距骨和跟骨。**外侧韧带**较薄弱，由不连续的 3 条独立的韧带组成。距小腿关节能作背屈和跖屈运动。足尖向上称背屈，足尖向下称跖屈。跖屈时还可作轻度侧方运动，此时关节不够稳固，踝关节扭伤多发生在跖屈状态下。

④**足弓**：取下肢骨标本观察，可见足弓是跗骨和跖骨借其连结形成的凸向上的弓。可分为前后方向的足纵弓和内外方向的足横弓。站立时，足以跟骨结节及第1、5跖骨头三点着地，使足成为具有弹性的"三脚架"。

【思考题】

1. 名词解释：肋弓、界线。

2. 骨盆由哪些结构构成？男女性骨盆有何差异？

3. 试述膝关节的组成、结构特点及运动形式。

4. 填图

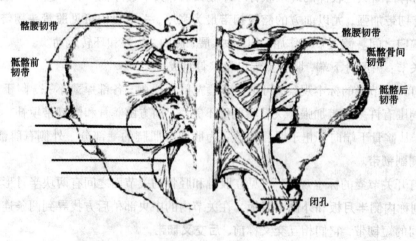

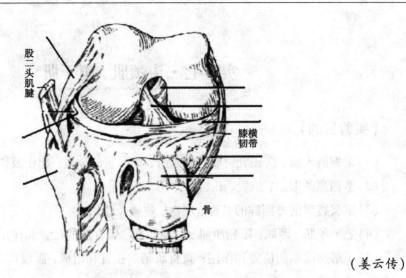

股二头肌腱

膝横韧带

骨

（姜云传）

实验七 · 头颈肌、躯干肌

【实验目的】

（1）掌握胸大肌、胸锁乳突肌、斜方肌、背阔肌的位置、起止及作用。

（2）掌握膈的形态、位置、孔裂和作用。

（3）掌握腹肌前外侧群的名称、层次、位置及作用。

（4）熟悉咬肌、颞肌、眼轮匝肌、口轮匝肌、竖脊肌的位置和作用及斜角肌间隙。

（5）了解肋间肌的位置和作用；腹直肌鞘的位置和组成；腹股沟管的位置、组成等。

【实验材料】

（1）完整躯干肌标本；膈肌标本（陈列室示教）；膈肌模型。

（2）颈部肌和头面部肌标本和模型。

【注意事项】

（1）要克服恐惧心理和福尔马林的刺鼻气味，对尸体标本要认真观察。

（2）为了学习肌的起止，实验前需复习一下颅骨、躯干骨的一些骨性标志。

（3）要爱护标本，勿用力撕扯肌肉标本。

【实验内容】

1. 头肌

头肌分为面肌和咀嚼肌两部分。以模型为主，配合标本观察。

（1）**面肌**

主要分布于口裂、眼裂和鼻孔的周围，收缩可牵动皮肤开大和闭合上述孔裂，产生各种不同的表情，故又称为表情肌。

①颅顶肌：左右各有一块**枕额肌**，由前面的额腹、后面的枕腹和两腹之间的帽状腱膜构成。

②**眼轮匝肌**：位于眼裂周围，收缩时使眼裂闭合。

③**口轮匝肌**：位于口裂周围，收缩时使口裂闭合。

④ **颊肌**：在面颊的深部，收缩时可使唇、颊紧贴牙齿，帮助咀嚼和吸吮。

（2）**咀嚼肌**

有4对，包括咬肌、颞肌、翼内肌和翼外肌。

①**咬肌**：位于下颌支的外侧面，呈方形，起自颧弓，止于下颌骨外面的咬肌粗隆。

②颞肌：起自颞窝，肌束呈扇形向下集中，经颧弓深面，止于下颌骨冠突。

③翼内肌：起自蝶骨翼突，止于下颌角的内侧面。

④翼外肌：起自蝶骨大翼下面和翼突，向后外方止于下颌颈。

上述四肌中，咬肌、颞肌和翼内肌可提下颌骨（闭口），使牙咬合；翼外肌两侧同时收缩，可使下颌颈向前至关节结节下方，以助张口；两侧翼内、外肌交替收缩，可使下颌骨向左右移动，做研磨食物的动作。

2. 颈肌

颈肌依其所在的位置分为颈浅肌群、舌骨肌群和颈深肌群。

（1）颈浅肌群

只观察胸锁乳突肌。

胸锁乳突肌：位于颈部两侧，是一重要的肌性标志。起自胸骨柄前面和锁骨的内侧端，两头会合斜向后上方，止于颞骨的乳突。作用为一侧收缩使头向同侧屈，面转向对侧；两侧收缩，可使头后仰。

（2）颈中肌群：包括舌骨上肌群和舌骨下肌群。在颈肌模型上观察。

①**舌骨上肌群**：位于舌骨、下颌骨和颅底之间，包括**二腹肌、下颌舌骨肌、颏舌骨肌**和**茎突舌骨肌**。

②**舌骨下肌群**：位于颈前部，在舌骨下方正中线两旁，每侧有 4 块肌。只要求了解肌的名称和位置。包括**胸骨舌骨肌、胸骨甲状肌、甲状舌骨肌、肩胛舌骨肌**。

（3）颈深肌群

此肌群位置较深，位于颈椎两侧，主要有**前、中、后斜角肌**。三肌均起自颈椎横突，下行分别止于第 1 肋骨和第 2 肋骨。前、中斜角肌与第 1 肋之间的空隙称为**斜角肌间隙**，内有臂丛及锁骨下动脉通过。

3. 躯干肌

可分为背肌、胸肌、腹肌和膈。

（1）**背肌**

背肌分为浅、深两群，浅层多为阔肌，主要有斜方肌、背阔肌、肩胛提肌和菱形肌，深层主要为竖脊肌。

①背浅层肌：在整尸标本上观察。

斜方肌：位于项部和背上部的浅层，一侧呈三角形，两侧合并为斜方形。起自枕外隆凸、项韧带和全部胸椎棘突，肌束向外集中止于锁骨、肩峰和肩胛冈。收缩时可使肩胛骨向脊柱靠拢，上部肌束收缩提肩胛骨（耸肩），下部肌束收缩降肩胛骨。斜方肌瘫痪可出现"塌肩"。

背阔肌为全身最大的阔肌，位于背下部、腰部和胸侧壁。起自第 6 胸椎以下的全部椎骨棘突和髂嵴的后部，肌束向外上方集中，止于肱骨小结节嵴，收缩时使臂内收、内旋和后伸，如背手姿势。

肩胛提肌：呈带状位于项部两侧，斜方肌的深面。收缩时上提肩胛骨。

菱形肌：位于斜方肌中部深面，菱形，收缩时牵拉肩胛骨移向内上方。

②背深层肌：**竖脊肌**又称骶棘肌，位于背部深层全部椎骨棘突两侧的总沟内，为两条强大的纵形肌柱，起自骶骨背面和髂嵴后份，向上分出多条肌束分别止于椎骨、肋骨和枕骨。竖脊肌是维持人体直立的重要肌，收缩时使脊柱后伸。

③胸腰筋膜：包裹在竖脊肌周围，形成该肌的鞘，可分为浅、深两层。在剧烈运动中，胸腰筋膜常可扭伤，为腰肌劳损病因之一。

（2）**胸肌**

可分胸上肢肌和胸固有肌。

①胸上肢肌

胸大肌：位于胸壁浅层，起自锁骨、胸骨和上6个肋软骨，肌束向外上集中，止于肱骨大结节。收缩时可使肩关节内收、旋内和前屈。当上肢固定时，可上提躯干，并协助吸气。

胸小肌：位于胸大肌的深面，起自第3~5肋骨，止于肩胛骨喙突。收缩时拉肩胛骨向前下方。

前锯肌：紧贴胸廓外侧壁，起自第8~9肋骨，经肩胛骨前面止于肩胛骨的内侧缘。作用：拉肩胛骨向前和紧贴胸廓。

②胸固有肌

肋间外肌：位于肋间隙的浅层，起自上一肋骨的下缘，纤维斜向前下，止于下一肋骨的上缘。作用：上提肋以助吸气。

肋间内肌：位于肋间外肌的深面，其肌纤维方向与肋间外肌相反。起自下一肋的上缘，斜向内上，止于上一肋的下缘。作用：降肋以助呼气。

4. 膈

在模型上观察，可见膈位于胸、腹腔之间，构成胸腔的底和腹腔的顶，呈穹隆形封闭胸廓下口。周围为肌性部，起自胸廓下口的内面和腰椎的前面，各部肌束向中央集中移行于**中心腱**。

膈上有3个裂孔：①**主动脉裂孔**，约在第12腰椎水平、膈与脊柱之间，有主动脉和胸导管通过；②**食管裂孔**，在主动脉裂孔的前上方，约平第10胸椎高度，有食管和迷走神经通过；③**腔静脉孔**，位于食管裂孔右前方的中心腱内，约平第8胸椎高度，有下腔静脉通过。

作用：膈是主要的呼吸肌，收缩时助吸气，舒张时助呼气。若膈与腹肌同时收缩，则使腹压增加，有协助排便、呕吐、咳嗽、分娩等功能。

5. 腹肌

（1）前外侧群

包括腹直肌、腹外斜肌、腹内斜肌和腹横肌。

①**腹直肌**：位于腹前正中线的两旁，居腹直肌鞘内，将鞘前壁翻开，可见该肌为上宽

下窄的带形多腹肌。在肌的表面可见3~4条横行的腱结构，称**腱划**。

②**腹外斜肌**：为一宽阔扁肌，位于腹前外侧壁的浅层；肌纤维由后外上斜向前下，大部分肌束向内在腹直肌外侧缘处移行为**腱膜**，经腹直肌前面，参与构成腹直肌鞘的前层，最后终于腹前壁正中的白线。腹外斜肌腱膜的下缘卷曲增厚连于髂前上棘与耻骨结节之间，称**腹股沟韧带**。

③**腹内斜肌**：位于腹外斜肌的深面，将腹外斜肌翻开，可见该肌纤维大部分从外下方斜向前上方，近腹直肌外侧缘移行为腱膜，分成前后两层包裹腹直肌，分别参与腹直肌鞘前层和后层的组成。腹内斜肌下缘游离成弓形，下部的部分腱膜与腹横肌腱膜结合止于耻骨梳内侧，称**联合腱**(或称腹股沟镰)。腹内斜肌最下部的一些细散肌纤维，包绕精索和睾丸，称**提睾肌**。

④**腹横肌**：位于腹内斜肌的深面，翻开腹内斜肌，可见腹横肌的肌束横行向内，其腱膜越过腹直肌后面参与组成腹直肌鞘后层。下部肌束及其腱膜分别参与构成腹股沟镰和提睾肌。

腹肌作用：形成腹壁，保护腹腔脏器，维持腹内压。收缩时，可协助完成排便、分娩、呕吐和咳嗽等生理功能。同时参与脊柱前屈、侧屈和旋转等运动。

(2)后群

有腰大肌和腰方肌。**腰方肌**位于腹后壁，脊柱的两侧，腰大肌外侧。**腰大肌**起于腰椎体侧面和横突。

【思考题】

1.名词解释：斜角肌间隙、腹股沟韧带。

2.膈肌上有哪几个孔？分别有哪些结构通过？

3.填图

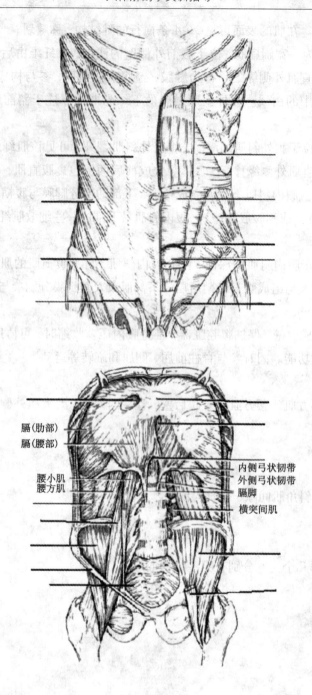

膈(肋部)
膈(腰部)

腰小肌
腰方肌

内侧弓状韧带
外侧弓状韧带
膈脚
横突间肌

（姜云传）

实验八·四肢肌

【实验目的】

(1)掌握三角肌、肱二头肌、臀大肌、股四头肌、缝匠肌、小腿三头肌的位置、起止和作用。

(2)了解前臂屈肌群、伸肌群的名称和位置排列关系、手部肌的分群、位置和组成。

(3)了解其他下肢肌的名称、位置、分群及主要作用。

【实验材料】

(1)上肢肌标本(包括浅层及深层);手部肌标本(包括骨间肌及蚓状肌)和模型。

(2)完整下肢肌标本(包括浅层和深层)。

【注意事项】

(1)观察四肢肌的起止点时,应先复习四肢骨的一些骨性标志。

(2)四肢肌数目较多,上课之前应先对照教材插图辨认各肌位置,再逐渐进行标本观察。

(3)其他注意事项同实验七。

【实验内容】

一、上肢肌

上肢肌依其部位分为肩肌、臂肌、前臂肌和手肌。

1.肩肌

肩肌配布在肩关节周围,均起自上肢带骨,止于肱骨。能运动肩关节,并能增强肩关节的稳固性。包括三角肌、肩胛下肌、冈上肌、冈下肌、大圆肌、小圆肌。

(1)三角肌

在肩部外侧面观察,此肌呈三角形,起自锁骨外侧份、肩峰和肩胛冈,肌束从前、后和外侧三面包围肩关节,止于肱骨的三角肌粗隆。收缩时,主要使肩关节外展。前部肌束收缩可使肩关节屈和旋内,后部肌束可使肩关节伸和旋外。三角肌是肌内注射的常用部位。

(2)冈上肌和冈下肌

分别起自冈上窝和冈下窝,都止于肱骨大结节。冈上肌经肩关节囊上方,收缩时外展肩关节。冈下肌向外经肩关节后面,收缩时外旋肩关节。

（3）**小圆肌**

位于冈下肌的下方，起自肩胛骨外侧缘，止于大结节。收缩时外旋肩关节。

（4）**大圆肌**

位于小圆肌的下方，起自肩胛骨下角，经肩关节的前方，止于肱骨的小结节嵴。收缩时内旋肩关节。

（5）**肩胛下肌**

起自肩胛下窝，止于肱骨小结节。收缩时内收、内旋肩关节。

2. 臂肌

可分为前群和后群。

（1）前群

肱二头肌：位于臂前面浅层，呈梭形，起端有长、短两头，长头起自肩胛骨盂上结节，通过肩关节囊，经结节间沟下降；短头起自肩胛骨喙突，两头合并成一个肌腹下行，止于桡骨粗隆。主要是屈肘关节、肩关节。当前臂处于旋前位时，肱二头肌能使其旋后。

在肱二头肌短头的后内方，有**喙肱肌**。在肱二头肌下半的深面，有**肱肌**。

（2）后群

肱三头肌：该肌有三个头，长头起自肩胛骨盂下结节；外侧头和内侧头均起自肱骨背面。三头合成肌腹，以扁腱止于尺骨鹰嘴。主要作用是伸肘关节，其长头使肩关节后伸和内收。

3. 前臂肌

位于桡、尺骨周围，共19块，分前、后两群。

（1）前群

位于前臂的前面，主要为屈腕、屈指及前臂旋前的肌肉，故称屈肌群，共9块肌，分为浅、深两层。

①浅层肌：有6块，从桡侧向尺侧依次为**肱桡肌、旋前圆肌、桡侧腕屈肌、掌长肌、尺侧腕屈肌和指浅屈肌**。除肱桡肌起于肱骨外上髁外，其余均共同以总腱起于肱骨内上髁。其中旋前圆肌止于桡骨体中部外侧面，其他分别止于腕、掌、指骨。

②深层肌：有3块，包括位于尺侧的**指深屈肌**，位于桡侧的**拇长屈肌**，以及位于前臂远侧上述两肌深面的**旋前方肌**。

（2）后群

位于前臂的后面，主要作用是伸腕、伸指和使前臂旋后，故称伸肌群，共11块肌，分浅、深两层排列（教材图1－89、1－91）。

①浅层肌：有6块，自桡侧向尺侧依次为**桡侧腕长伸肌、桡侧腕短伸肌、指伸肌、小指伸肌和尺侧腕伸肌**及其后方的**肘肌**。

②深层肌：也有5块，观察时将浅层肌拉开，由桡侧向尺侧（从上至下）依次为**旋后肌、拇长展肌、拇短伸肌、拇长伸肌和示指伸肌**。

4. 手肌

全部位于手的掌面，分为外侧群、中间群和内侧群，主要作用为运动手指。

（1）外侧群有**拇短展肌**、**拇短屈肌**、**拇对掌肌**和**拇收肌**。在拇指侧构成隆起称鱼际。

（2）内侧群有**小指展肌**、**小指短屈肌**及**小指对掌肌**。在小指侧形成隆起称小鱼际。

（3）中间群位于掌心，包括 4 块蚓状肌和 7 块骨间肌。

二、下肢肌

下肢肌依其部位可分为髋肌、大腿肌、小腿肌和足肌。

1. 髋肌

分布于髋关节周围，主要运动髋关节。分前、后两群。

（1）前群

有髂腰肌和阔筋膜张肌。

①**髂腰肌**：由腰大肌和髂肌结合而成。其中腰大肌起于腰椎体侧面和横突，髂肌呈扇形起于髂窝，两肌会合，向下经腹股沟韧带深面进入股部，止于股骨小转子。髂腰肌的作用是屈髋关节并可外旋大腿，当下肢固定时，可前屈躯干。

②**阔筋膜张肌**：位于大腿上部的前外侧，肌腹在阔筋膜（大腿深筋膜）两层之间。

（2）后群

有臀大肌、臀中肌、臀小肌和梨状肌等。

①**臀大肌**：起自髂骨翼外面和骶骨后面，斜向下外，止于髂胫束和股骨的臀肌粗隆。其主要作用为伸髋关节，并可防止身体前倾，维持身体平衡。臀大肌宽厚，和皮下组织形成臀部隆起，在臀部外上 1/4 处为临床常用的肌内注射部位。

②**臀中肌和臀小肌**：臀中肌位于臀大肌的深面，臀小肌位于臀中肌的深面，二肌均起于髂骨翼外面，止于股骨大转子。两肌共同使髋关节外展。

③**梨状肌**：起自骶骨的前面，向外经坐骨大孔出骨盆入臀部，止于股骨大转子的顶部。可使髋关节外展和外旋。

2. 大腿肌

分布于股骨周围，分前、后和内侧三群。

（1）前群

在股部前面观察。

①**缝匠肌**：呈扁带状，是人体最长的肌，起自髂前上棘，斜向内下方，经膝关节内侧，止于胫骨上端内侧面。其作用为屈髋关节和屈膝关节。

②**股四头肌**：是全身中体积最大的肌。该肌有四个头，分别称为股直肌、股内侧肌、股外侧肌和股中间肌。除股直肌起于髂前下棘外，其余均起自股骨，四头合并向下移行为肌腱，包绕髌骨的前面和两侧，再下延为髌韧带，止于胫骨粗隆。其作用为伸膝关节，股直肌还可屈髋关节。

（2）内侧群

在缝匠肌的内侧，共五块肌，分层排列。浅层自外侧向内侧依次为**耻骨肌**、**长收肌**、**股薄肌**。深层有**短收肌**和**大收肌**。作用：主要是内收大腿，故又称内收肌群。

（3）后群

有三块肌，居内侧的有**半腱肌**及其深面的**半膜肌**；居外侧的为**股二头肌**。三块肌均起自坐骨结节，经髋、膝关节的后方，止于胫骨和腓骨的上端。作用：主要是伸髋关节、屈膝关节。

3.小腿肌

位于胫、腓骨周围，分前、后、外侧三群。

（1）前群

在小腿前面观察，可见胫骨前缘外侧有三块肌，自内侧向外侧分别为**胫骨前肌**、**长伸肌**、**趾长伸肌**。三肌均起自胫、腓骨上端和骨间膜，向下经踝关节前方，止于跖骨、趾骨背面。作用：伸踝关节（背屈）、伸趾、并使足内翻。

（2）外侧群

在小腿外侧观察，浅层为**腓骨长肌**，深层为**腓骨短肌**，两肌的腱经外踝后方绕至足底，长肌止于第1跖骨，短肌止于第5跖骨。作用：使足外翻和屈踝关节（跖屈）。

（3）后群

位于小腿后方，分浅、深两层。

①浅层：有强大的**小腿三头肌**，由**腓肠肌**及其深面的**比目鱼肌**合成。三个头会合成一肌腹，在小腿的上部形成膨隆的小腿肚，向下续为**跟腱**，止于跟骨。作用：屈小腿和上提足跟。

②深层：有三块肌，翻开比目鱼肌观察，可见深层由内侧向外侧依次为**趾长屈肌**、**胫骨后肌**和**长屈肌**。此三肌起于胫、腓骨后面和骨间膜，向下移行为肌腱，经内踝后方转至足底，分别止于跗骨和趾骨。作用：使足跖屈和内翻，屈趾。

4.足肌 （略）

【思考题】

1.名词解释：跟腱。

2.股四头肌由哪四块肌构成？有何作用？

3.填图

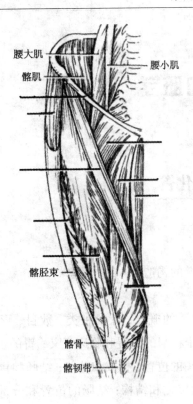

腰大肌　　　　　　　腰小肌
髂肌

髂胫束

髂骨
髂韧带

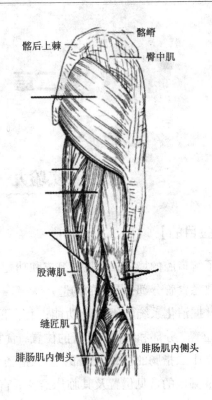

髂后上棘　　　　　髂嵴
　　　　　　　　　臀中肌

股薄肌

缝匠肌

腓肠肌内侧头　　　腓肠肌内侧头

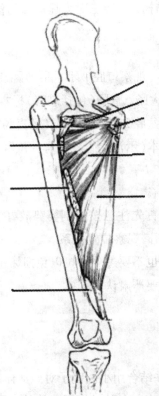

（姜云传）

第二章　内脏学

实验九·消化管

【实验目的】

（1）了解口腔的境界；舌肌的组成和功能；咽壁的构造；肝的分段。

（2）熟悉食管分部；胃壁的构造。

（3）掌握消化系统的组成及功能；上、下消化道的概念；牙的种类、数目、形态和构造；咽的位置、分部和结构；食管的位置；食管三个狭窄的位置和临床意义；胃的位置、形态和分部；十二指肠的位置、分部；十二指肠大乳头的位置、构成和功能；结肠和盲肠的特征性结构；阑尾的常见位置及其临床意义；盲肠的位置和结构；结肠的位置和分部；直肠的位置、形态和结构；肛管的结构；口腔三对大唾液腺的位置和开口部位。

【实验材料】

（1）头部正中矢状切面标本（观察口腔、牙、舌、唾液腺、食管等）。

（2）游离的舌、胃、小肠、大肠、直肠（包括肛管）标本。

（3）切开的空、回肠标本；盆腔矢状切面标本（示直肠、肛管的结构）及模型。

（4）打开的胸、腹、盆腔标本（示消化管各器官的位置及毗邻关系）；半身人模型。

【注意事项】

（1）观察内脏游离标本，请首先注意按解剖姿势放好，然后再按实验指导顺序仔细观察；同时注意结合整体标本和图谱观察位置关系。

（2）切忌用锐器损坏标本，也不要过分牵拉以免损坏正常结构及各部位置关系。

（3）进行活体观察时，态度要严肃认真。

【实验内容】

1.口腔

取头部正中矢状切面标本并结合用小圆镜子对照活体进行观察。口腔前壁为口唇，两侧壁为颊，上壁为腭，下壁为口底。向前以口裂通体外，向后经咽峡通咽腔。

（1）口唇和颊

由皮肤、肌和口腔黏膜构成。上唇表面正中线上有一浅沟称**人中**，其上、中 1/3 交界处为人中穴。从鼻翼两旁至口角两侧各有一浅沟称**鼻唇沟**。

（2）腭

在头正中矢状切面标本上观察、腭为口腔上壁，前 2/3 为**硬腭**，后 1/3 为**软腭**。软腭由黏膜及肌构成，前缘与硬腭相续，后缘游离而下垂，其中央向下突起称**腭垂**，自软腭游离缘向两侧形成前、后两条由黏膜形成的弓形皱襞，近前方的一条叫**腭舌弓**，向下续于舌根，后方的一条叫**腭咽弓**，止于咽的侧壁，前、后两弓之间的凹窝内有腭扁桃体。由腭垂、左右两侧腭舌弓和舌根共同围成的狭窄区域称**咽峡**。

（3）牙

取牙模型观察。每个牙可分为三部，露于口腔的部分称**牙冠**，在牙冠的表面，被有一层洁白的釉质；埋在牙槽内的部分称**牙根**，牙根尖部有一小孔，称牙根尖孔；牙冠和牙根交界处称**牙颈**。牙槽表面和牙颈周围都被覆着口腔黏膜和结缔组织构成的牙龈。牙嵌入上、下颌骨牙槽内，分别排列成上牙弓和下牙弓。乳牙共 20 个，包括切牙、尖牙和磨牙；恒牙共 32 个，包括切牙、尖牙、前磨牙和磨牙。

（4）舌

取游离舌标本观察。舌位于口腔底，分为上、下两面，上面可见一"人"字形的**界沟**，将舌分成前 2/3 的舌体和后 1/3 的舌根。舌体的前端称舌尖。舌下面正中线处有一黏膜皱襞称**舌系带**，在舌系带根部的两侧各有一小黏膜隆起称**舌下阜**，由舌下阜向两侧延伸，各有一黏膜隆起称**舌下襞**。其深面有舌下腺。

舌黏膜：取小圆镜各自活体观察。舌黏膜被覆于舌的上、下面，舌上面的黏膜上有许多小突起称为舌乳头。按其形状可分**丝状乳头、菌状乳头和轮廓乳头**等。丝状乳头数量最多，遍布舌背；菌状乳头数量较少而体积较大，为红色钝圆形小突起，散在丝状乳头之间；轮廓乳头最大，有 7～11 个，排列于界沟前方。

舌肌：取头部正中矢状切面标本观察。舌内肌起止点均在舌内，其纤维有纵、横和垂直三种（不必观察）。舌外肌中最重要者有**颏舌肌**，起自下颌骨体后面中央，肌纤维向后上方呈扇形分散，止于舌内。

（5）大唾液腺

大唾液腺有三对，即**腮腺、下颌下腺**和**舌下腺**。其中最大者为腮腺，位于耳郭前下方，外表略呈三角形，腮腺导管由腮腺的前缘发出，在颧弓下方一横指处，向前横过咬肌表面，再呈直角向内，穿过颊肌，开口于上颌第 2 磨牙相对的颊黏膜处。

2. 咽

在头颈部正中矢状切面标本结合切开咽后壁的咽肌标本观察。咽是一漏斗形肌性管道，上起颅底，下至食管上端（平第 6 颈椎体下缘），后面紧邻上 6 个颈椎，前面与鼻腔、口腔及喉腔相通，因此，可将咽分鼻咽、口咽和喉咽三部：①**鼻咽**，是鼻腔向后的直接延续。上达颅底，下至软腭平面，位于下鼻甲后方约 1 cm 处有**咽鼓管咽口**，其前、上、后方的明显隆起称**咽鼓管圆枕**，圆枕后方与咽后壁之间有纵行凹陷称**咽隐窝**。②**口咽**，上续鼻咽，下连喉咽，向前经咽峡通口腔。③**喉咽**，位于喉口和喉的后方，是咽腔比较狭窄的最下部分。在喉口两侧与咽腔壁之间各有一个**梨状隐窝**。

3. 食管

在示食管位置的整尸上观察。食管是一前后扁窄的肌性管道。成人长约 25 cm，上端平对 6 颈椎体下缘处与咽相接，为食管的第 1 狭窄处；在第 4、5 胸椎之间高度，交叉于左主支气管侧之后处为食管的第 2 狭窄处；在第 10 胸椎水平穿膈肌食管裂孔处为食管的第 3 狭窄处，入腹腔后，在第 11 胸椎左侧接胃的贲门。

4. 胃

胃的位置（从打开腹腔标本上观察），胃空虚时一般位于左季肋区及腹上区。胃的形态，从游离胃可见胃有：

（1）**两口**

入口称**贲门**，与食管相接；出口称**幽门**，约在第 1 腰椎右侧，与十二指肠相接。

（2）**两壁**

胃前壁朝向前上方；胃后壁朝向下方。

（3）**两缘**

上缘称**胃小弯**，在近幽门处折弯成角称**角切迹**，下缘称**胃大弯**，凸向左下方。

（4）**四部**

靠近贲门的部分称贲门部，贲门平面以上，向左上方膨出的部分称胃底，胃的中间大部称胃体，在角切迹右侧至幽门之间的部分称幽门部。幽门部又可分为幽门管和幽门窦两部分，幽门部紧接幽门而呈管状的部分称幽门管，幽门管向左至角切迹之间稍膨大的部分称幽门窦。

从游离胃内面观察，在胃小弯处，黏膜皱襞多为纵行，约 4~5 条。在幽门括约肌内表面的黏膜向内形成环状皱襞，称**幽门瓣**。胃的肌织膜由内斜、中环、外纵三层平滑肌构成。在幽门处环形肌特别增厚，形成幽门括约肌。

5. 小肠

在切开腹腔的整体标本观察，小肠全长 5~7 m，起自胃的幽门，盘曲于腹部，下接盲肠，从上至下可分为十二指肠、空肠和回肠三部分。

（1）**十二指肠**

取十二指肠游离标本观察。十二指肠呈"C"字形包绕胰头，长约 25 cm，可分为上部、降部、水平部和升部。①**上部**，起于胃的幽门，上部左侧与幽门根连接处肠壁较薄，黏膜光滑无环状襞，称十二指肠球部。②**降部**，起于十二指肠上部，达第 3 腰椎体下缘处急转向左，移行于水平部。剖开降部，可见降部中份肠腔后内侧壁上有一纵行的黏膜皱襞，称十二指肠纵襞，此襞下端有一乳头状隆起，称**十二指肠大乳头**，上有胆总管与胰管的共同开口，它距中切牙约 75 cm。③**水平部**，在第 3 腰椎平面自右向左，横过下腔静脉至腹主动脉前面，移行于升部。④**升部**，自腹主动脉前方斜向左上方至第 2 腰椎左侧，再向前下转折续于空肠。转折处形成的弯曲称**十二指肠空肠曲**，它被由肌纤维和结缔组织共同构成的十二指肠悬肌固定于腹后壁。

（2）**空肠和回肠**

在十二指肠末端处找出十二指肠空肠曲，此即空肠的起始处，空肠与回肠之间并无明显界限，大致空肠位于腹腔的左上方，回肠占右下方，两者长度比约 2∶3。空肠与回肠均由小肠系膜连于腹后壁。

内部结构：在切开的空肠与回肠标本上观察结构区别。空肠壁厚，回肠壁薄。空肠内面环形襞大而多，回肠则小且少。将其展平拿起来对着亮光进行观察，可以看到很多散在不透光点，像芝麻样大小（大小不定）的孤立淋巴滤泡。仅有此孤立淋巴滤泡者则为空肠，回肠末端除有孤立淋巴滤泡外，尚有成片的椭圆形不透光区，大小不一的集合淋巴滤泡。

6. 大肠

大肠全长约 1.5 m，略成方框形，围绕在空、回肠的周围。起自右髂窝，终于肛门，可分为盲肠、阑尾、结肠、直肠和肛管五部分。

盲肠和结肠外形有三个主要特点（取一段离体结肠标本观察）：①**结肠带**，是肠管表面的三条纵带；②**结肠袋**，是由肠壁上的许多横沟隔开而成的环形囊袋状突起；③**肠脂垂**，为结肠带附近许多大小不等的脂肪突起。

（1）**盲肠和阑尾**

盲肠为大肠的起始部，下端以膨大的盲端开始，一般位于右髂窝内，向上连于结肠。在切开标本或模型上观察盲肠的内部结构，可见其左后上方有回肠末端的开口，此口称为回盲口，口的上、下缘各有一半月形的黏膜皱襞称**回盲瓣**（有何作用？），在回盲瓣的下方约 2 cm 处，有阑尾的开口。

阑尾（蚓突）在整体标本上观察。上端连通盲后内壁，下端游离。三条结肠带最后都汇集于阑尾根部，故沿结肠带向下追踪，是寻找阑尾的可靠方法。阑尾根部在下腹部体表投影：通常以脐与右髂前上棘连线的中、外 1/3 交界处，此点称为**麦氏点**。急性阑尾炎时，此点可有压痛。

（2）**结肠**

在腹腔深层标本观察。按其位置和形态，可分为升结肠、横结肠、降结肠及乙状结肠四部分。①**升结肠**，是盲肠上升至结肠右曲的部分；②**横结肠**，介于结肠右曲至结肠左曲之间的部分；③**降结肠**，由结肠左曲下降至左侧髂嵴处的一段；④**乙状结肠**，平左髂嵴处接续降结肠，呈乙字形弯曲，向下进入盆腔续于直肠。

（3）**直肠**

在盆腔矢状切面标本游离的标本上观察。直肠位于盆腔内，上端平第 3 骶椎处接乙状结肠，下端至盆膈处续于肛管。注意直肠不直，在矢状切面上有两个弯曲，其上部与骶骨前面的曲度一致，形成凸向后的骶曲；下端绕过尾骨尖前面转向后下方，形成一凸向前的会阴曲。直肠的下端的肠腔膨大称**直肠壶腹**，直肠壶腹内面的黏膜，形成2～3个半月形襞称**直肠横襞**。其中最大而恒定的一个皱襞在壶腹上份，距肛门7 cm。

（4）**肛管**

取游离直肠至肛门矢状切面标本观察。肛管为大肠的末段，上端连于直肠，下端开口肛门，长3～4 cm。肛管上段的黏膜形成6～10条纵行皱襞称**肛柱**。各肛柱下端之间有半月形黏膜皱襞相连称**肛瓣**。两个相邻肛柱下端与肛瓣围成袋状小陷窝称**肛窦**。各肛瓣和肛柱的下端共同连成一锯齿状的环形线称为**齿状线**（肛皮线）。齿状线以下有一宽约1 cm、表面光滑的环状带，称为**肛梳**。肛梳下缘有一环状线称**白线**，此线恰为肛门内、外括约肌的交界处，活体指诊时可触知一环状沟。白线以下的皮肤颜色较深，下方不远即终于肛门。

肛管的环形肌层特别增厚，形成肛门内括约肌。围绕在肛门内括约肌周围的骨骼肌构成肛门外括约肌，主司括约肛门。

【思考题】

1. 名词解释：咽峡、十二指肠大乳头、齿状线。

2. 简述食管的三个生理狭窄位置及临床意义。

3. 简述咽的分部及各部的结构。

4. 填图

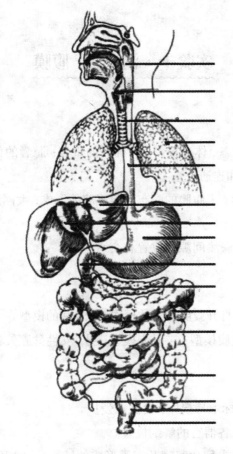

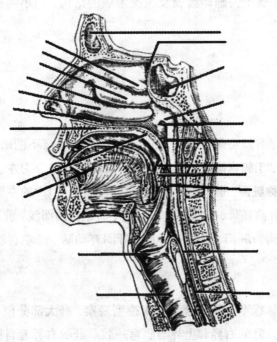

（何祖江）

实验十·消化腺、腹膜

【实验目的】

(1)掌握肝的位置、形态、体表投影,明确肝的毗邻;胆囊的位置、形态,胆囊底的体表投影。肝外胆道的组成和连通关系。

(2)掌握胰的位置和形态;腹膜的配布和腹膜腔的形成;大网膜、小网膜、网膜囊、网膜孔的位置与交通。

(3)了解腹膜的分部,腹膜间隙的位置和交通。

【实验材料】

(1)游离肝和胰标本;打开腹腔的整体标本;肝、胰的模型。

(2)完整腹膜标本与腹膜模型;半身人模型;男、女性盆腔矢状切面标本与模型。

【注意事项】

(1)实习时肝、胆、胰标本易损坏,要注意爱护。

(2)观察标本时要注意各器官的解剖位置。

(3)实习时切忌用镊子去翻动腹膜及腹膜形成的结构,如小网膜、小肠系膜根等。否则腹膜极易撕破。

【实验内容】

1.肝

(1)肝的形态

用离体的肝标本、肝模型配合观察。肝呈楔形,可分上、下两面和前、后两缘及左、右两叶。肝上面隆凸,贴于膈穹隆之下称为**膈面**,借镰状韧带分为左、右两叶。肝下面凹凸不平与许多内脏接触称**脏面**,脏面朝向下后方,有排列呈"H"的左、右纵沟和横沟。左纵沟窄而深,沟前部有肝圆韧带,后半有静脉韧带、右纵沟阔而浅,前部有胆囊窝,后部有下腔静脉由此通过。横沟为**肝门**,是肝门静脉、肝固有动脉、肝左右管、淋巴管和神经等出入肝的门户。

(2)肝的位置

在打开腹腔的整体标本上并配合半身人模型观察,肝大部分位于右季肋区和腹上区,小部分位于左季肋区。肝的右界和上界与膈穹一致。肝的右界起自腋中线肋弓最低点(第10肋)至第7肋连于上界,由此向左作上凸弧线,位右锁骨中线上与第5肋至胸剑结合,左锁骨中线稍内侧平第 5 肋间隙；肝下界与肝的前缘一致。在右腋中线平第 10 肋，至右侧第 8、9 肋软骨结合处离开肋弓，经剑突下 3~5 cm 处斜向左上，经左侧第 7、8 肋软骨结合处扣连于上界左端。正常成人，肝的下界在右肋弓下一般不能触及，剑突下可触及。小儿肝的前缘可低于右肋弓下缘 2~3 cm。7 岁以后儿童右肋弓下已不能摸到。

（3）胆囊和胆道系

胆囊位于肝下面的胆囊窝内，呈鸭梨形。分为**胆囊底**、**胆囊体**、**胆囊颈**和**胆囊管**。胆囊管弯曲，向下与左侧的肝部总管会合成胆总管。胆总管位于肝门静脉右前方，与胰管汇合，形成略膨大的总管称肝胰壶腹，开口于十二指肠大乳头。在肝胰壶腹的管壁内，有环形平滑肌称为肝胰壶腹括约肌，可控制胆汁的排出和防止十二指肠内容物逆流入胆总管和胰管内。

2. 胰

胰横行，位于胃后方，第 1、2 腰椎前方，分头、体、尾 3 部分，**胰头**在右方，有十二指肠包绕，**胰体**横跨第 1 腰椎及下腔静脉和腹主动脉前面，胰的左端是**胰尾**，胰尾较细，与脾门接触，在胰的实质内偏后方，有一条与胰的长轴平行，起自胰尾向右横贯其全长的主排泄管，称**胰管**，最后与胆总管合并，共同开口于十二指肠大乳头。

3. 腹膜的配布

腹膜分为衬于腹、盆腔壁内表面的壁腹膜和贴覆于脏器表面的脏腹膜，脏、壁两层腹膜互相移行，共同围成腹膜腔。男性腹膜腔是一个完全封闭的囊，与外界不通。而女性腹腔则借输卵管腹腔口经输卵管、子宫和阴道与外界相通。

4. 腹膜形成的结构

（1）网膜

在完好腹膜标本、模型上观察：①**大网膜**，由四层腹膜组成，连于胃大弯和横结肠之间，像围裙一样垂挂于横结肠、空肠、回肠前面，下垂至骨盆缘时再急转向上，包绕横结肠，至此与横结肠系膜相续。②**小网膜**，为连于肝门至十二指肠上部和胃小弯之间的双层腹膜，包括从肝门至十二指肠上部之间的小网膜，称肝十二指肠韧带和肝门至胃小弯之间的肝胃韧带。③**网膜囊**，是位于小网膜和胃与腹后壁之间扁窄的腹膜间隙，它是腹膜腔的一部分，又称腹膜小囊（小腹膜腔）。

（2）系膜

由双层腹膜形成。内有血管、神经、淋巴管和脂肪等。系膜包括：**肠系膜、横结肠系膜、乙状结肠系膜、阑尾系膜**等。其中肠系膜最长，呈扇形，其根部从第 2 腰椎左侧斜向右下至右骶髂关节前方。

（3）腹膜陷凹

腹膜在盆腔脏器之间返折而形成的一些较大而恒定的凹陷（在男、女性整体标本及盆腔矢状切面标本上观察）。在男性，膀胱与直肠间有**直肠膀胱陷凹**。在女性，子宫与膀胱间有一较浅的**膀胱子宫陷凹**，直肠与子宫间有**直肠子宫陷凹**，是腹膜腔的最低点，且与阴道穹后部相邻。

【思考题】

1. 名词解释：肝门。

2. 胆汁的产生及排出途径如何？

3. 填图

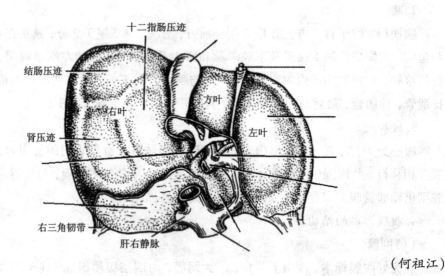

右三角韧带　　肝右静脉

（何祖江）

实验十一·呼吸系统

【实验目的】

(1)掌握呼吸系统的组成和功能；鼻旁窦的名称、位置及各窦的开口；喉的位置和组成；气管的位置，左、右主支气管形态学上的区别及临床意义；肺的位置、形态及分叶，肺门的位置及组成。

(2)熟悉喉腔的形态结构；胸膜腔的概念；壁胸膜的分部和肋膈隐窝的位置；胸膜和肺的体表投影。

(3)了解喉的软骨及连结；肺段的概念。

【实验材料】

(1)头颈部正中矢状切面标本；离体呼吸系统标本。

(2)鼻旁窦标本与模型；喉腔矢状切面标本与模型；喉软骨标本与模型。

(3)气管标本与模型；游离肺标本与模型；胸膜示教标本；纵隔标本与模型。

【注意事项】

(1)呼吸系统器官的位置比较隐蔽，必须细心观察。

(2)呼吸系统器官都比较小，观察时须小心以免损坏标本。

【实验内容】

呼吸系统的主要功能是执行人体与外界的气体交换，由呼吸道和肺两大部分组成。呼吸道分上呼吸道(鼻、咽、喉)和下呼吸道(气管、主支气管及肺内的各级支气管)。肺是进行气体交换的器官。

1.呼吸道

(1)鼻

鼻分为外鼻、鼻腔和鼻旁窦三部分。

①外鼻：可在活体上互相观察，有鼻根、鼻背、鼻尖及鼻翼等部，外鼻下端有鼻孔。鼻翼至两侧口角有鼻唇沟。

②鼻腔：在头正中矢状切面标本观察，鼻腔由**鼻中隔**分为左右鼻腔，每侧鼻腔又以**鼻阈**为界，分**鼻前庭**和**固有鼻腔**，鼻前庭为鼻翼所围成的空腔，内面衬以皮肤，生有鼻毛。固有鼻腔由骨性鼻腔被覆以黏膜构成。外侧壁自上而下有三个鼻甲突向鼻腔，分别称**上鼻甲**、**中鼻甲**和**下鼻甲**。其下方各有一裂隙，分别称**上鼻道**、**中鼻道**和**下鼻道**。上鼻甲的后

上方有一凹陷处，称**蝶筛隐窝**。在保留鼻中隔的鼻腔标本上可以看到，鼻中隔由筛骨垂直板、梨骨及鼻中隔软骨被覆黏膜而成。

③**鼻旁窦**：包括**上颌窦**、**额窦**、**蝶窦**和**筛窦**(见运动系统)。

(2)咽(见消化系统)

(3)**喉**

①**喉的位置**：在头颈部正中矢状切面标本观察。喉位于颈前正中，位置表浅，上连于舌骨，下接气管，两侧有颈部大血管、神经和甲状腺侧叶。

②**喉的软骨及其连结**：观察喉软骨模型。

喉软骨主要包括甲状软骨、环状软骨、会厌软骨和一对杓状软骨。**甲状软骨**最大，构成喉的前外侧壁，其前上部向前突出，称喉结。**环状软骨**位于甲状软骨的下方，前窄后宽，形如指环。**杓状软骨**左右各一，呈三棱锥体形。位于环状软骨后部的上方，底向前方的突起，称声带突。**会厌软骨**位于甲状软骨的后上方，喉入口的前方。形似树叶，上宽下窄。上端游离，下端借韧带连于喉结的后下方。

喉的连结有关节、韧带和膜的连结，继续在喉软骨支架模型上观察。

环杓关节：杓状软骨底与环状软骨板上缘的关节面构成。杓状软骨在此关节上可沿垂直轴作旋转运动，使声带突向内、外侧移动，因而能开大及缩小声门。

环甲关节：环甲关节由甲状软骨下角与环状软骨板侧部的关节面构成。甲状软骨在冠状轴上作前倾和复位运动。前倾时，使声带紧张；复位时，声带松弛。

弹性圆锥：弹性圆锥为弹性纤维组成的膜状结构，自甲状软骨前角的后面，向下向后附着于环状软骨上缘和杓状软骨声带突。此膜的上缘游离，紧张于甲状软骨前角与杓状软骨声带突之间，称声韧带。弹性圆锥前份较厚，张于甲状软骨下缘与环状软骨弓上缘之间，称环甲正中韧带。当急性喉阻塞来不及进行气管切开术时，可切开此韧带或在此作穿刺，建立暂时的通气道，抢救患者生命。

③**喉腔**：在喉矢状切面标本与模型上观察。喉腔的两侧壁有上、下两对黏膜皱襞。上方的一对称**前庭襞**，两侧前庭襞间的裂隙称**前庭裂**，下方的一对称**声襞**，两侧声襞及杓状软骨间的裂隙称**声门裂**。声门裂是喉腔最狭窄的部位，喉腔借前庭襞和声襞分**喉前庭**、**喉中间腔**和声门下腔三部分。前庭裂以上的部分称喉前庭；前庭裂和声门裂之间的部分称喉中部腔，喉中间腔向两侧突出的隐窝称喉室；声门裂以下的部分称声门下腔。

(4)气管和主支气管

观察气管标本和头颈部正中矢状切面标本。

①**气管**：通常由 14～16 个"C"形气管软骨借结缔组织连结，位于食管前方。上端平第6 颈椎体下缘与喉相连，向下至胸骨角平面，分为左、右主支气管，分权处称**气管杈**。其内面形成一矢状位的隆起称**气管隆嵴**。

②**主支气管**：由气管杈至肺门之间的管道，左、右各一，分别称为左主支气管和右主支气管。左主支气管细、长而较水平；右主支气管粗、短而垂直。因此临床上气管内异物

多坠入右主支气管。

2.肺

取整体标本并配合离体肺观察。肺位于胸腔内，纵隔的两侧。左右各一，左肺狭长，被斜裂分为上、下两叶；右肺宽短，被斜裂和右肺水平裂分为右肺上叶、右肺中叶和右肺下叶。

观察离体肺标本：肺可分为一尖、一底、两面、三缘。**肺尖**圆钝，高出锁骨内侧段上方2～3 cm。**肺底**位于膈的上方。**肋面**隆凸，与肋和肋间隙相邻。**内侧面**与纵隔相邻。此面中央凹陷处称**肺门**，出入肺门的结构有主支气管、肺动脉、肺静脉、淋巴管及神经等。这些结构由结缔组织和胸膜包绕成束，称**肺根**。肺的**前缘**锐利，左肺前缘下部有左肺心切迹，心切迹下方的舌状突出部分，称左肺小舌。肺的**后缘**圆钝。肺的**下缘**也较锐利，其位置可随呼吸上下移动。

3.胸膜

在打开胸前壁的整尸标本上观察。

胸膜是一薄层浆膜，可分为脏胸膜与壁胸膜两部。**脏胸膜**被覆于肺的表面，**壁胸膜**根据所在位置可分为四部分：**胸膜顶**、**肋胸膜**、**膈胸膜**和**纵隔胸膜**。脏、壁两层胸膜在肺根部互相移行，形成**胸膜腔**，正常胸膜腔内为负压，左右各一，互不相通。腔内仅有少量浆液，以减少呼吸时脏、壁两层胸膜间的摩擦。

4.纵隔

观察瓶装纵隔标本及模型。

纵隔是左、右纵隔胸膜之间的全部器官、结构和结缔组织的总称。前界为胸骨，后界为脊柱胸段，两侧界为纵隔胸膜，上界达胸廓上口，下界为膈。纵隔通常以通过胸骨角和第4胸椎下缘平面将其分为**上纵隔**和**下纵隔**。下纵隔再以心包为界分为**前纵隔**、**中纵隔**和**后纵隔**三部分。

【思考题】

1.名词解释：肺根、纵隔。

2.喉腔可分为哪几部分？何部最狭窄？

3.左、右主支气管在形态结构上有何特点？异物最容易坠入哪侧的主支气管？

4.填图

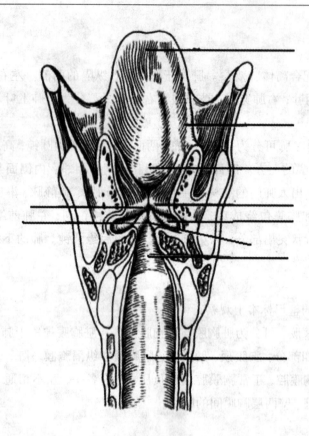

（侯文君）

实验十二 · 泌尿系统、男性生殖系统

【实验目的】

（1）掌握泌尿系统的组成及功能；肾的形态、位置；输尿管的行程、狭窄及临床意义；膀胱的形态、膀胱三角的位置、组成；女性尿道的特点及开口部位。

（2）掌握睾丸、附睾的位置；输精管的行程、分部及男性结扎的常选部位；男性尿道的分部及特征。

（3）熟悉阴茎的分部和形态结构；射精管的组成；前列腺的形态、位置；了解肾的被膜。

【实验材料】

（1）腹后壁示肾的被膜及肾蒂的标本。

（2）男、女性盆腔正中矢状切面标本及模型。

（3）肾的冠状切面标本与模型。

（4）男性盆腔标本（示输精管、精囊、前列腺）。

（5）游离男性泌尿生殖器标本及男性泌尿生殖器模型。

【注意事项】

（1）观察泌尿系统标本时，应将标本按解剖学姿势放好。

（2）观察男性生殖系统标本时，要严肃认真。

【实验内容】

泌尿系统由肾、输尿管、膀胱及尿道组成。肾是产生尿液的器官，尿液经输尿管输送到膀胱暂时储存，当尿液达到一定量后，再经尿道排出体外。

1. 肾

在观察中将离体肾结合腹后壁原位肾、冠状切面肾的标本进行观察。

（1）外形

在游离肾标本观察。肾是成对的实质性器官，形似蚕豆，分上、下两端，前、后两面和内、外侧两缘，内侧缘中部凹陷，称为**肾门**，出入肾门诸结构被结缔组织包裹称**肾蒂**。由肾门深入肾实质之间的腔隙称**肾窦**。

（2）位置

在整体标本观察。肾位于腹膜后方，脊柱腰段两侧，是腹膜外位器官。一般左肾上端

平第 11 胸椎体下缘，下端平第 2 腰椎体下缘；右肾由于受肝的影响比左肾低半个椎体，即右肾上端平第 12 胸椎体上缘，下端平第 3 腰椎体上缘。肾门约平第 1 腰椎体平面。

（3）被膜

在整体标本观察，肾的表面有三层被膜，由内向外依次为**纤维囊**、**脂肪囊**和**肾筋膜**。

（4）肾内部结构

在肾的冠状切面标本和模型观察，肾实质可分为肾皮质和肾髓质两部分。肾皮质伸入肾锥体之间的部分称**肾柱**。肾髓质由 12～20 个圆锥形的**肾锥体**组成，2～3 个肾锥体尖端合并成**肾乳头**，肾窦内有 7～8 个呈漏斗状的**肾小盏**，包绕肾乳头。相邻的 2～3 个肾小盏合成一个**肾大盏**，再由 2～3 个肾大盏合成一个漏斗型的**肾盂**。肾盂出肾门后逐渐变细，移行为输尿管。

2. 输尿管

输尿管是位于腹膜后方、一对细长的肌性管道，起自肾盂下端，终于膀胱，长 25～30 cm。输尿管根据行程分为腹段、盆段和壁内段三段，其全程有三个生理性狭窄，第一个狭窄在起始部，第二个狭窄越过小骨盆入口跨髂血管处，第三个狭窄在膀胱壁内。

3. 膀胱

（1）形态

在游离标本上观察，膀胱空虚时，呈三棱锥体形，可分为**尖**、**底**、**体**、**颈**四部分。膀胱充盈时呈卵圆形。在剖开的游离膀胱内观察，膀胱内面靠底部有光滑的三角形区域，称为**膀胱三角**，此三角位于两个输尿管口和尿道内口三者之间的连线内。

（2）位置

在盆腔矢状切面标本观察，成人的膀胱位于小骨盆腔的前部。前方贴近耻骨联合；后方在男性为精囊、输精管壶腹和直肠，在女性为子宫和阴道；膀胱的下方，在男性邻接前列腺，女性邻接尿生殖隔。

4. 尿道

观察女性盆腔正中矢状切面标本及模型，女性尿道较男性尿道短、宽，且较直，长约 5 cm，仅有排尿功能，上端起自**尿道内口**，下端开口于阴道前庭的**尿道外口**。

男性生殖系统分内生殖器和外生殖器。内生殖器又由生殖腺（睾丸）、输送管道（附睾、输精管、射精管、尿道）和附属腺体（前列腺、精囊腺、尿道球腺）组成。外生殖器包括阴茎和阴囊。

5. 男性内生殖器

（1）睾丸

①位置及形态：位于阴囊内，左右各一，呈略扁的椭圆形。分上下两端、前后两缘和内、外两侧面。

②构造：在剖开的游离睾丸观察，睾丸表面包有一层厚而坚韧的纤维膜，称**白膜**。白膜在睾丸后缘增厚并突入睾丸内形成**睾丸纵隔**。从睾丸纵隔发出许多放射状的**睾丸小隔**，

将睾丸实质分成许多**睾丸小叶**，每个小叶内含有盘曲的精曲小管。

（2）**附睾**

呈新月形，紧贴睾丸的后缘和上端。上端膨大为**附睾头**，中部为**附睾体**，下端较细为**附睾尾**。附睾尾向后上弯曲，移行为输精管。

（3）**输精管**

是附睾管的直接延续，为一细长的管道，长约 50 cm，其行程可分为四部分。①**睾丸部**：起自附睾尾，沿睾丸的后缘上行至睾丸的上端移行为精索部。②**精索部**：为睾丸上端至腹股沟管浅环之间的一段，此段的位置表浅，皮下易于触及，是输精管结扎的常见部位。③**腹股沟管部**：是输精管位于腹股沟管内的一段。④**盆部**：自腹股沟管深环向内下入骨盆腔，经输尿管末端前上方至膀胱的后面，两侧输精管膨大形成输精管壶腹。其末端与精囊的排泄管会合形成射精管。

精索：为一对柔软的圆索状结构，自腹股沟管深环经腹股沟管延至睾丸上端。精索由输精管、睾丸动脉、蔓状静脉丛、输精管动静脉、神经、淋巴管和鞘韧带等外包被膜而构成。

（4）**射精管**

由输精管壶腹下端与精囊排泄管汇合而成，开口于尿道的前列腺部。

（5）**精囊**

位于膀胱底的后方，输精管壶腹的下外侧，是一对长椭圆形囊状器官。其排泄管与输精管末端汇合成射精管。

（6）**前列腺**

位于膀胱颈与尿生殖隔之间，呈板栗状，上端宽大称前列腺底，下端尖细称前列腺尖，底与尖之间的部分称前列腺体，体的后面平坦，中间有一纵行浅沟，称前列腺沟。

（7）**尿道球腺**

是一对豌豆大的球形腺体，位于会阴深横肌内，开口于尿道球部。

6.**男性外生殖器**

（1）**阴囊**

为一皮肤囊袋，位于阴茎的后下方，阴囊皮肤表面沿中线有纵行的阴囊缝，其对应的肉膜向深部发出**阴囊中隔**，将阴囊分为左右两部，各容纳一侧的睾丸、附睾和精索等。

（2）**阴茎**

可分为头、体、根三部分，后端为**阴茎根**，固定在耻骨下支和坐骨支，中部为**阴茎体**，前端膨大为**阴茎头**，头的尖端有呈矢状位的**尿道外口**。

从阴茎横断面上进行观察，阴茎由一条**尿道海绵体**和两条**阴茎海绵体**构成，外包筋膜和皮肤，阴茎头处有反折而形成的双层环形皱襞，称阴茎包皮，阴茎包皮与阴茎头的腹侧中线处连有一条纵行的皮肤皱襞，称**包皮系带**。

7. 男性尿道

在男性盆腔矢状切面标本观察。男尿道兼有排尿和排精的功能，起于膀胱的尿道内口，终于尿道外口，成年男性尿道长 16～22 cm。全长分为三部：即**前列腺部、膜部**和**海绵体部**。临床上称前列腺部和膜部为后尿道，海绵体部为前尿道。男性尿道在行径中粗细不一，有三处狭窄、三处扩大和两个弯曲。三个狭窄分别位于尿道内口、膜部和尿道外口处。三处扩大分别位于前列腺部、尿道球部和尿道舟状窝。两个弯曲是凸向下后方的耻骨下弯和凸向上前方的耻骨前弯。

【思考题】

1. 名词解释：膀胱三角、精索。

2. 简述输尿管的分段及三个狭窄的部位。

3. 简述精子的产生部位及排出体外的途径。

4. 填图

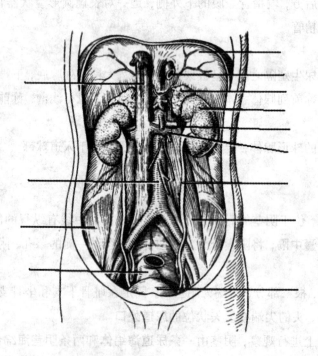

（邓远闻）

实验十三·女性生殖系统

【实验目的】

(1)掌握卵巢的位置、形态及韧带；输卵管的形态、位置和分部；子宫的位置和形态结构；尿道外口和阴道口的位置；女性乳房的结构。

(2)熟悉阴道的位置和阴道穹；会阴的位置和分部；坐骨肛门窝的位置。

【实验材料】

(1)女性生殖器游离标本(未切开的和冠状切面卵巢、子宫和阴道标本)；女性盆腔标本(腹膜完整无损)，兼示外生殖器；女性盆腔正中矢状切面标本及模型(兼示盆腔血管)。

(2)女性盆腔器官标本和模型；会阴的模型和标本；乳房标本及模型；女性外生殖器标本。

【注意事项】

(1)观察女性生殖器标本时，需要将标本按解剖学姿势位置放好。

(2)观察女性生殖器标本时，要严肃认真。

【实验内容】

1.女性内生殖器的观察

(1)**卵巢**

在女性盆腔标本与游离女性生殖器标本上观察。卵巢左、右各一，为椭圆形实质性器官，位于髂内、外动脉起始部之间夹角处，可分为内、外侧两面，上、下两端和前、后两缘。上端为输卵管端，借**卵巢悬韧带**与盆壁相连，下端为子宫端，借**卵巢固有韧带**连于子宫角。

(2)**输卵管**

为成对的肌性管道，长 10 ~ 12 cm。包裹在子宫阔韧带上缘内。其内侧端连于子宫角，外侧端游离。输卵管分为四部分。①**输卵管子宫部**：此部于从子宫外侧角穿人子宫壁内，以**输卵管子宫口**，开口于子宫腔；②**输卵管峡**：短而狭窄，行输卵管结扎手术多在此进行；③**输卵管壶腹**：此段管腔膨大成壶腹状，约占输卵管全长的 2/3 段，卵子通常在此受精；④**输卵管漏斗**：为输卵管的外侧端，扩大成漏斗状，漏头边缘有许多不规则的突起，称**输卵管伞**，漏斗底部向腹部膜腔开口，称**输卵管腹腔口**。

(3)**子宫**

①形态：呈前上后略扁，倒置的鸭梨状。分前、后两面，左、右两缘。前面朝向膀胱，

后面邻直肠。子宫从上向下可区分为底、体、颈三部分,两侧输卵管子宫口上方的子宫顶部为**子宫底**,子宫下端狭窄部为**子宫颈**,其下端(下1/3)突入阴道内称为子宫颈阴道部,子宫颈其余部分位于阴道上方,称子宫颈阴道上部。子宫颈与子宫底之间的部分,称**子宫体**。子宫体与子宫颈阴道上部连接的部位,稍狭细称**子宫峡**(在非妊娠此部不明显),产科常在此处进行剖宫取胎,子宫与输卵管相连的部位称子宫角。

子宫内腔狭窄,可分为子宫腔和子宫颈管两部(女性内生殖器冠状切面标本上观察)。**子宫腔**在子宫体内,系前后扁平的三角形腔隙,底向上,尖向下,两端各有输卵管开口。**子宫颈管**在子宫颈内,上下两端狭窄,中间稍宽,呈梭形,上口通子宫腔,下口通阴道,称**子宫口**。

②子宫的位置:在女性盆腔矢状切面标本观察,子宫位于骨盆腔中央,膀胱与直肠之间。成年女性子宫正常位置为轻度前倾、前屈。前倾是指子宫和阴道之间形成一定的角度;前屈为子宫体与子宫颈之间形成一定的角度。

③子宫的固定位置:主要靠盆隔承托,子宫的正常位置主要依靠下列四对韧带维持;**子宫阔韧带**为被覆在子宫前、后面的腹膜,在子宫外侧缘移行为两层腹膜皱襞,并延伸到骨盆侧壁。子宫阔韧带内包有卵巢、输卵管、卵巢固有韧带和子宫圆韧带及血管、淋巴管、神经等。**子宫圆韧带**起自子宫角下方,行走在阔韧带中,从内侧向前外方,跨过骨盆侧壁,经腹环入腹股沟管出皮下环,止于大阴唇和阴阜皮下,其作用是维持子宫前倾。**子宫主韧带**(示教)。**子宫骶韧带**(示教)。

(4)**阴道**

阴道为前后扁平的肌性管道,连接子宫与外生殖器。阴道上端围绕子宫颈下部,与子宫颈之间形成一环形腔隙称**阴道穹**。阴道穹分前部、后部和两个侧部,分别位于子宫颈阴道部的前、后和两侧。阴道穹后部深而宽广,与直肠子宫陷凹相邻。阴道下端以阴道口开口于**阴道前庭**。处女的阴道口周围有黏膜皱襞称**处女膜**。

2.女性外生殖器的观察

在完整女性标本观察。女性外生殖器又称女阴。主要包括**阴阜、大阴唇、小阴唇、阴道前庭、阴蒂**等。

3.女性乳房的观察

乳房并不属生殖器官,但功能上与生殖器官关系密切,故习惯在学习女性生殖器时一并观察。乳房左、右各一,位于胸前部,呈半球形,乳房的中央有乳头,其表面有输乳管的开口,乳头周围一颜色较深的环行区域,称**乳晕**。

乳房内部有乳腺(乳房已解剖的标本上观察),乳腺的组织形成15~20个**乳腺叶**,每一个乳腺叶又分为若干个**乳腺小叶**,每个乳房叶发出一排泄管称**输乳管**,都向乳头集中,并呈放射状排列,其末端则变细开口于乳头上的**输乳孔**。在乳房深部自胸筋膜发出许多结缔组织束穿过乳腺小叶连于皮肤,称**乳房悬韧带**,对乳腺有支持作用。

4.会阴的观察

在会阴标本和模型上观察。

（1）位置和分部

广义的会阴是指封闭骨盆下口的全部软组织，前为耻骨联合下缘，后为尾骨尖，两侧为耻骨、坐骨和骶结节韧带。由两坐骨结节之间的连线可将会阴分为前、后两部，前部为**尿生殖区**（尿生殖三角），后部为**肛区**（肛门三角）。临床上，常将肛门和外生殖器之间的软组织称为会阴，即为狭义的会阴。

（2）层次结构

会阴的层次结构细小，只要求建立一般概念。会阴的层次可分为浅层和深层。会阴浅层结构生殖区和肛区基本相同，均由皮肤、浅筋膜和浅层肌构成。会阴深层的主要结构为尿生殖隔和盆隔，两隔共同封闭整个骨盆下口。**尿生殖隔**位于尿生殖区最深部，由尿生殖隔上、下筋膜及两层筋膜间的横纹肌构成。男子有尿道膜部穿过，女子有尿道和阴道穿过。**盆隔**位于肛区深部，由盆隔上、下筋膜及两层筋膜间的肛提肌构成，其中央有肛管穿过。

（3）**坐骨肛门窝**

又名坐骨直肠窝。主要观察标本、模型。坐骨肛门内窝为成对的楔形腔隙，位于肛管与坐骨之间，盆隔下方在额状面上呈三角形。坐骨肛门窝内充填大量脂肪组织，阴部内动脉，阴部内静脉和阴部神经贴于坐骨肛门窝的外侧壁。在此分别发出肛动脉、肛静脉和肛神经，分布于肛门外括约肌及其附近结构。

【思考题】

1.名词解释：输卵管伞、会阴。

2.简述输卵管的分部和结扎部位。

3.试述子宫的位置及固定子宫的韧带。

4.填图

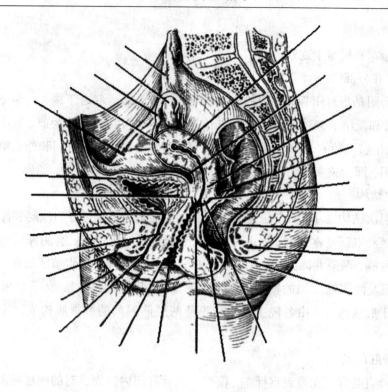

（唐　军）

第三章　脉管学、感觉器

实验十四·心

【实验目的】

(1)掌握心的位置、体表投影、外形及主要毗邻；心各腔的形态结构。

(2)熟悉心的构造：心壁，心包，心的血管，心的传导系统。

【实验材料】

(1)离体心(包括完整和切开的心)；打开胸前壁的完整尸体标本；心传导系标本或模型。

(2)心的血管标本；心的模型。

【注意事项】

(1)一定要把心标本放在解剖位置后再进行观察。

(2)心的形态结构较复杂，必须对照教材插图，密切联系功能学习，这样才能易于理解和记忆。

【实验内容】

1.心的位置与外形

在打开胸前壁的完整尸体标本上观察，可见心位于纵隔内，居两肺之间。其外裹以心包。翻开心包的前份，即见心呈圆锥形，约2/3在身体正中矢状面的左侧，1/3在正中矢状面的右侧。

将离体完整心放在解剖位置，配合心模型观察。心形似倒置的圆锥体，有一尖一底，两面、三缘和三条沟。其尖指向左前下方，称**心尖**；底朝向右后上方，称**心底**，与出入心的大血管相连，又称**胸肋面**；后下贴在膈上，称**膈面**。心的**右缘**较锐利，**左缘**钝圆，**下缘**近水平位。心表面近心底处有一几乎呈环形的**冠状沟**，此沟将心分为上、下两部，上部较小为心房、下部较大为心室。心室的前、后面各有一条纵沟，分别称**前室间沟**和**后室间沟**，前、后室间沟为左、右心室分界的表面标志。

2.心的各腔

心有四个腔,即左心房、右心房、左心室和右心室。左、右心房间有房间隔;左、右心室之间有室间隔。心房与心室之间的开口称房室口。把切开的离体心或心模型放在解剖位置上,分别观察右心房、右心室、左心房和左心室的内部结构。

(1)**右心房**

其向左前方突出的部分,称**右心耳**。翻开房壁,可见其壁薄,内面光滑。查看出入口,其后上方的入口为**上腔静脉口**;后下方的入口为**下腔静脉口**;前下方的出口为**右房室口**,此口通右心室。在下腔静脉口与右房室口之间,有**冠状窦口**。在下腔静脉入口左后上方有一卵圆形浅窝,即**卵圆窝**。

(2)**右心室**

将右心室前壁揭开,可见其室腔呈倒置的圆锥形。有出入两口,入口在后上方,即**右房室口**,在口的周缘附有三片呈三角形的尖瓣,称右房室瓣(**三尖瓣**)。在右心室内面,有锥体形的肌隆起,称**乳头肌**,在乳头肌与房室瓣边缘有**腱索**相连。右心室腔向左上方伸延的部分,形似倒置的漏斗形,称**动脉圆锥**。动脉圆锥的上端即右心室的出口,称**肺动脉口**,在口的周围附有三片呈半月形的瓣膜,称**肺动脉瓣**。

(3)**左心房**

将心翻转,在心底处找到左心房,其向右前突出的部分称左心耳。左心房后壁有四个入口,左、右各两个,称肺静脉口。揭开房壁,可见前下部有一出口,称**左房室口**,通向左心室。

(4)**左心室**

翻开左心室前壁,可见左心室内腔亦呈倒置的圆锥形,其底部有出入两口,入口在左后方,称**左房室口**,该口的周缘附有两片呈三角形的尖瓣,称左房室瓣(**二尖瓣**),借腱索连于乳头肌;出口位于右前方,称**主动脉口**。通向主动脉。主动脉口周缘也有三片半月形瓣膜,称**主动脉瓣**。

3.心壁的构造

用已切开的心观察,心壁由内向外可分为心内膜、心肌层和心外膜三层。

(1)**心内膜**

衬贴于心房、心室的内面,薄而光滑。

(2)**心肌层**

由心肌组成,心室肌比心房肌发达,请自己比较左、右心室肌的厚度与功能关系。

(3)**心外膜**

被覆于心肌表面,为浆膜心包的脏层。

4.心的传导系统(示教)

心传导系统由特殊的心肌纤维构成,包括窦房结、房室结和房室束及其分支等。心传导系统也可在牛心和羊心标本上观察。

（1）**窦房结**

位于上腔静脉与右心耳之间的心外膜深面。

（2）**房室结**

位于冠状窦口与右房室口之间的心内膜深面，相当于冠状窦口前上方。

（3）**房室束**

由房室结发出，入室间隔分为左、右两支。右束支较细，在室间隔右侧心内膜深面下降；左束支沿室间隔左侧心内膜深面下行。左、右两支在心室内逐渐分为许多细小分支，最后形成浦肯野纤维网，与一般心室肌纤维相连。

5. 心的血管

用离体心标本配合模型观察。

（1）**动脉**

营养心本身的动脉，有左、右冠状动脉。

①**左冠状动脉**：起自升主动脉根部左侧，经左心耳与肺动脉之间左行，即分为**前室间支和旋支**。前室间支沿着前室间沟走向心尖；旋支沿冠状沟向左行，绕过心左缘至心的膈面。

②**右冠状动脉**：起自升主动脉根部右侧，经肺动脉与右心耳之间沿冠状沟向右行，绕心右缘至冠状沟后部，其中一支沿后室间沟向下前行，称**后室间支**。

（2）**静脉**

在心的膈面观察，在左心房与左心室之间的冠状沟内，有一短粗静脉干，称**冠状窦**，它收集了**心大静脉、心中静脉**和**心小静脉**的血液，经冠状窦口注入右心房。

6. 心包

在未切开和已切开心包的标本上观察。心包为包裹心和大血管根部的锥形囊，包括纤维心包和浆膜心包两部分。**浆膜心包**又分为脏层和壁层：脏层紧贴在心表面，即心外膜；壁层贴于纤维心包的内面。浆膜心包的脏、壁两层在大血管根部互相移行，两层间形成的腔隙，称**心包腔**。**纤维心包**紧贴在浆膜心包壁层的外面，上方移行为大血管的外膜，下方愈着于膈肌。

7. 心的体表投影

（在整体标本上定位观察）

【思考题】

1. 名词解释：三尖瓣、主动脉瓣、卵圆窝。

2. 试述心传导系的结构、位置。

3. 填图

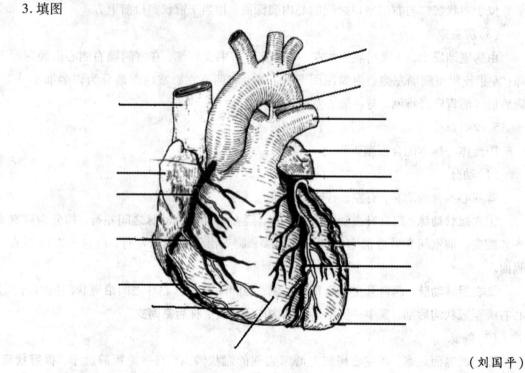

（刘国平）

实验十五·头颈、上肢、胸部动脉

【实验目的】

（1）掌握主动脉的分段和其重要分支；颈总动脉、颈内动脉、颈外动脉、面动脉、颞浅动脉的起始、走行位置及分布范围。

（2）掌握锁骨下动脉、腋动脉、肱动脉、尺动脉、桡动脉的起始和走行位置。

（3）熟悉肺动脉干的位置、肺动脉和肺静脉的名称；甲状腺上、下动脉、上颌动脉和脑膜中动脉、椎动脉和胸廓内动脉的起始和分布范围；上肢动脉分布范围。

【实验材料】

（1）连肺动、静脉离体心和离体肺与纵隔标本。

（2）示全身动脉标本（完整尸体和上、下肢离体标本）。

（3）头颈部及胸部血管的示教标本，掌浅、深弓示教标本。

【注意事项】

（1）注意在标本上区别动脉、静脉。

（2）根据动脉起止、行程、分支及分布范围来学习；观察时动作要轻巧，不要用力牵拉，以免将动脉扯断；观察后要将动脉放回原解剖位置上。

【实验内容】

1. 肺动脉

在打开胸前壁的完整尸体标本和离体心的标本上观察，肺动脉以一短干起自右心室，称**肺动脉干**，它沿主动脉前方上升，至主动脉弓下方分为**左、右肺动脉**，分别经左、右肺门入肺。在肺动脉分叉处，其与主动脉弓下缘之间，有一短纤维索相连，称**动脉韧带**。是胚胎时期动脉导管闭锁后的遗迹。

2. 主动脉

在已打开胸、腹前壁的完整尸体标本上观察，主动脉由左心室发出后，上升不远即弯向左后方至脊柱的左侧下行，经膈的主动脉裂孔入腹腔，达第 4 腰椎水平分为左、右髂总动脉。

（1）**升主动脉**

配合离体心脏标本观察。升主动脉起自左心室主动脉口，向右前上方斜行达右侧第 2 胸肋关节处，移行为主动脉弓。左、右冠状动脉发自升主动脉根部。

（2）主动脉弓

是升主动脉的延续，弓形弯向左后方，至第 4 胸椎水平，移行为降主动脉。在主动脉弓的凸侧，发出营养头、颈和上肢的血管，从右至左依次为**头臂干、左颈总动脉和左锁骨下动脉**。头臂干在右胸锁关节后面，也分为右颈总动脉和右锁骨下动脉。

（3）降主动脉

是主动脉弓的延续，以主动脉裂孔为界，又分为**胸主动脉**和**腹主动脉**。

3. 头颈部的动脉

（1）**颈总动脉**

左、右各一，右侧起自头臂干、左侧起自主动脉弓，两者都经胸廓上口入颈部，至甲状软骨上缘处分为颈内动脉和颈外动脉。

在颈总动脉分叉处有两个重要结构，即颈动脉窦和颈动脉小球。**颈动脉窦**为颈内动脉起始部的膨大部分。**颈动脉小球**位于颈内、外动脉分叉处的后方，为红褐色的麦粒大小的椭圆形结构。

（2）**颈外动脉**

由颈总动脉发出后，经胸锁乳突肌深面上行，至颞下颌关节附近，分为颞浅动脉和上颌动脉两个终支。颈外动脉分布于颈部、头面部和硬脑膜等，其主要分支有：

① **甲状腺上动脉**：自颈外动脉起始部前面发出，向前下方至甲状腺上端，分支营养甲状腺及喉。

② **面动脉**：起自颈外动脉，通过下颌下腺的深面，在咬肌前缘绕下颌骨下缘达面部，再经口角和鼻翼外侧迂曲向上，至眼内眦，改名为内眦动脉。

③ **颞浅动脉**：为颈外动脉终支之一，在耳屏前方上升，越过颧弓根至颞部，分支营养腮腺、眼轮匝肌、额肌和头顶颞部的浅层结构。

④ **上颌动脉**：是颈外动脉另一个终支，在下颌颈部起自颈外动脉。向前行达上颌骨后面，沿途分布于下颌牙齿、咀嚼肌、鼻腔、腭扁桃体等。其中还分出一个支到颅内，称**脑膜中动脉**，它自棘孔入颅，分布于硬脑膜。

（3）**颈内动脉**

由颈总动脉发出后，向上经颅底颈内动脉管入颅腔，分支营养脑和视器（见"神经系统"）。

（4）锁骨下动脉

左侧起自主动脉弓，右侧起自头臂干。左、右锁骨下动脉都贴肺尖的内侧绕胸膜顶，出胸廓上口，在锁骨下方越过第 1 肋骨，进入腋窝，改名为腋动脉。其主要分支如下。

① **椎动脉**：为锁骨下动脉最内侧一个较粗的分支，向上穿第 6 至第 1 颈椎横突孔，经枕骨大孔入颅，营养脑和脊髓（见"神经系统"）。

② **胸廓内动脉**：起自锁骨下动脉的下面，与椎动脉的起始处相对，在第 1 肋软骨后面下行，其终支进入腹直肌鞘内，改名为腹壁上动脉，沿途分支至肋间肌、乳房、心包、膈和

腹直肌。

③ **甲状颈干**：短而粗，起自锁骨下动脉。其主要分支有甲状腺下动脉。横过颈总动脉等后面，至甲状腺下端的后方，分数支进入腺体。

4. 上肢的动脉

（1）**腋动脉**

在第 1 肋骨外缘续于锁骨下动脉，经腋窝至背阔肌下缘改名为肱动脉。腋动脉的内侧有腋静脉伴行，周围有臂丛包绕。腋动脉主要分支分布于胸肌、背阔肌和乳房等处（教材图 6－23）。

（2）**肱动脉**

是腋动脉的直接延续，沿肱二头肌内侧沟与正中神经伴行，向下至肘窝深部，平桡骨颈处分为桡动脉和尺动脉。

（3）**桡动脉**

为肱动脉终支之一，经肱桡肌与旋前圆肌之间，继在肱桡肌与桡侧腕屈肌之间下行至桡腕关节处绕到手背，然后穿第 1 掌骨间隙至手掌深面，与尺动脉的掌深支吻合，构成掌深弓。

（4）**尺动脉**

斜越肘窝，在尺侧腕屈肌和指浅屈肌间下行，至桡腕关节处，经豌豆骨的外侧入手掌，其终支与桡动脉的掌浅支吻合形成掌浅弓。

（5）**掌浅弓与掌深弓**

利用掌浅、深弓标本示教。

①**掌浅弓**：位于掌腱膜深面，指屈肌腱的浅面，由尺动脉的终支和桡动脉的掌浅支构成。自掌浅弓向前发出四个分支，内侧支供应小指尺侧缘，其余三个为指掌侧总动脉。在掌指关节处各又分为两支指掌侧固有动脉，供应 2～5 指的相对面。

②**掌深弓**：位于指屈肌腱的深面，由桡动脉的终支和尺动脉的掌深支构成，血液主要来自桡动脉。掌深弓很细，由它发出三个分支，向远侧至掌骨头附近注入掌浅弓的各个分支。

5. 胸部的动脉

在打开胸前壁的完整尸体标本上观察，**胸主动脉**位于脊柱的左前方，上平第 4 胸椎高度续于主动脉弓，向下斜行至脊柱前面，在第 8、9 胸椎水平同食管交叉（在食管之后），向下平第 12 胸椎处穿膈的主动脉裂孔，进入腹腔，延续为腹主动脉。胸主动脉的主要分支有壁支和脏支。

（1）壁支

主要为**肋间后动脉**，共 9 对，行走在第 3～11 肋间隙中，位于相应肋骨的肋沟内，还有一对肋下动脉沿第 12 肋骨下缘走行，壁支主要分布到胸、腹壁的肌和皮肤。

（2）脏支

细小，主要有**支气管动脉**和**食管动脉**，营养同名器官（不必观察）。

【思考题】

1. 名词解释：动脉韧带、颈动脉窦。

2. 试述颈外动脉主要有哪几支。

3. 填图

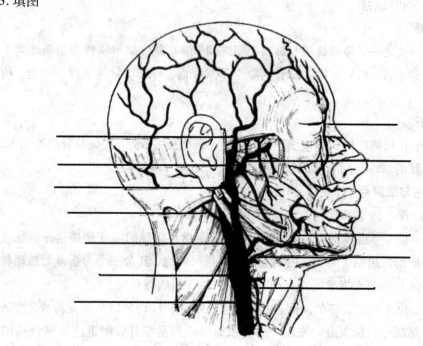

（刘国平）

实验十六·腹部、盆部、下肢动脉

【实验目的】

(1)掌握腹腔干三大分支、肠系膜上、下动脉及肾动脉的名称和分布范围，髂总动脉、髂外动脉走行位置、髂内动脉的起始和分布范围。掌握股动脉、腘动脉、胫前动脉、胫后动脉、足背动脉的起始和走行位置。

(2)熟悉直肠上动脉、阴部内动脉起始和分布范围；下肢动脉分布范围。

【实验材料】

(1)示全身动脉标本(完整尸体和上、下肢离体标本)。

(2)腹部及盆部血管的示教标本。

【注意事项】

(1)注意在标本上区别动脉、静脉。

(2)根据动脉起止、行程、分支及分布范围来学习；观察时动作要轻巧，不要用力牵拉，以免将动脉扯断；观察后要将动脉放回原解剖位置上。

【实验内容】

1.腹部的动脉

腹主动脉：先在腹腔深层标本上观察，可见腹主动脉在脊柱的左前方下行，约在第4腰椎高度分为左、右髂总动脉。腹主动脉分支有脏支和壁支，主要观察脏支。

(1)脏支

① **腹腔干**：短而粗，自腹主动脉起始部发出，立即分为胃左动脉、肝总动脉和脾动脉三支，主要营养胃、肝、胆囊、胰、十二指肠和食管腹段等处。**胃左动脉**向左上行至胃的贲门处再沿胃小弯向右下行，与胃右动脉吻合。**肝总动脉**向右行，分为肝固有动脉和胃十二指肠动脉。**脾动脉**，轻轻把胃向上翻起，可见脾动脉沿胰的上缘向左行至脾门。

② **肠系膜上动脉**：约平第1腰椎水平起自腹主动脉，经胰和十二指肠之间进入小肠系膜根内，分支分布于十二指肠以下至结肠左曲之间的肠管。

③ **肠系膜下动脉**：约平第3腰椎处起自腹主动脉，向左下方行走，分支分布于横结肠左曲以下至直肠上2/3的肠管。其重要分支有**直肠上动脉**。

④ **肾动脉**：为一对粗大的动脉，约平第2腰椎处发自腹主动脉，水平横向外侧，经肾门入肾。

⑤ **睾丸动脉**：细而长，在肾动脉起始处稍下方由腹主动脉前壁发出。

⑥ **肾上腺中动脉**（示教）

（2）壁支

主要有**腰动脉、膈下动脉、骶正中动脉**等，分布于腹后壁、脊髓、膈下面、肾上腺和盆腔后壁等处。

2. 盆部的动脉

（1）**髂总动脉**

腹主动脉平对第 4 腰椎处分为左、右髂总动脉。髂总动脉向外侧行至骶髂关节处又分为髂内动脉和髂外动脉。

（2）**髂内动脉**

是一短干，向下进入盆腔，分支分布于盆内脏器及盆壁。示教下列动脉：**直肠下动脉、子宫动脉、阴部内动脉、脐动脉、闭孔动脉、臀上动脉**和**臀下动脉**。

（3）**髂外动脉**

是输送血液至下肢的主干，它沿腰大肌内侧缘下降，经腹股沟韧带深面至股部，移行为股动脉。髂外动脉在腹股沟韧带上方发出**腹壁下动脉**，行向上内至腹直肌鞘。

3. 下肢的动脉

（1）**股动脉**

在腹股沟韧带中点深面续髂外动脉，向下穿大收肌腱达腘窝，改名为腘动脉。在股三角内，股动脉居中，其内侧有股静脉，外侧有股神经。股动脉较大的分支为**股深动脉**。它行向后内下方，分支营养大腿诸肌。

（2）**腘动脉**

位于腘窝深部，为股动脉的延续，向下至腘窝下角处分为胫前动脉和胫后动脉。

（3）**胫后动脉**

是腘动脉终支之一，行于小腿后群肌深、浅两层之间，向下经内踝与跟腱之间达足底，分为**足底内侧动脉**和**足底外侧动脉**。胫后动脉分布于小腿后群肌、外侧群肌和足底肌。

（4）**胫前动脉**

发出后向前穿小腿骨间膜至小腿前群肌之间下行，经踝关节前方移行为**足背动脉**。

【思考题】

1. 名词解释：动脉韧带、颈动脉窦。

2. 试述髂内动脉主要有哪几支。

3. 填图

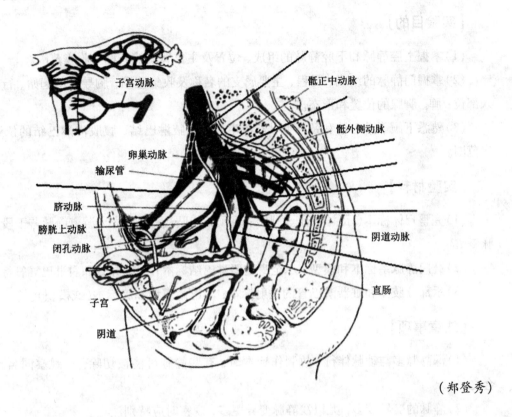

子宫动脉

骶正中动脉

骶外侧动脉

卵巢动脉

输尿管

脐动脉

膀胱上动脉

闭孔动脉

阴道动脉

子宫

直肠

阴道

（郑登秀）

实验十七·静脉、淋巴

【实验目的】

（1）掌握上腔静脉和下腔静脉的组成、位置及主要属支的名称及收集范围。

（2）掌握门静脉的组成、行程、主要属支的名称及收集范围；胸导管的起始、行程、注入部位；脾、胸腺的位置和形态。

（3）熟悉下颌下淋巴结和颈外侧浅、深淋巴结、腋淋巴结、腹股沟淋巴结的位置及收集范围。

【实验材料】

（1）完整尸体标本（示主要动、静脉）；头颈和四肢浅静脉标本；游离静脉若干段，示静脉瓣。

（2）肝门静脉系标本和模型；示全身主要淋巴结标本；示胸导管和右淋巴导管标本。

（3）示部分肢体和脏器淋巴管的注射标本；淋巴系模型和脾标本（或模型）。

【注意事项】

（1）深静脉多与动脉伴行，故制作标本时，有些静脉可能被切除，可观察同名动脉体会之。

（2）静脉的变异较多，尤以浅静脉变异更多，观察时应特别注意。

（3）静脉比动脉壁薄、弹性差、易损坏，故观察时切忌用力拉扯。

（4）胸导管结构很脆弱，观察时切莫用镊子拉扯，以免拉断损坏。

【实验内容】

在完整尸体标本上观察。

1. 上腔静脉系

上腔静脉系由上腔静脉及其属支组成，收集头颈、上肢及胸部（心除外）的静脉血，注入右心房。

上腔静脉：为一条短而粗的静脉干，于右侧第1肋的后而，由左、右头臂静脉汇合而成，沿升主动脉右侧垂直下降，注入右心房。

头臂静脉：是由同侧颈内静脉和锁骨下静脉，在胸锁关节后汇合而成，其汇合处形成的夹角称**静脉角**。

（1）头颈部的静脉

① **颈内静脉**：是头、颈部的静脉主干，上端起自颅底颈静脉孔，收集颅内静脉血，沿颈内动脉和颈总动脉外侧下行，在胸锁关节的后方与锁骨下静脉汇合成头臂静脉。颈内静脉的属支分为颅内属支与颅外属支。主要观察颅外属支：

面静脉：起自眼内眦（内眦静脉），与面动脉伴行，在下颌角附近与下颌后静脉前支汇合，下行注入颈内静脉。

下颌后静脉：由颞浅静脉与上颌静脉汇合而成。注入颈内静脉。

② **颈外静脉**：起自下颌角附近，沿胸锁乳突肌表面下降，注入锁骨下静脉。颈外静脉为一浅静脉干，一般在活体透过皮肤可见。

（2）上肢的静脉

有深、浅两种，浅静脉居皮下，深静脉与动脉伴行。

① 浅静脉：手背皮下的浅静脉形成手背静脉网，由此网汇集成头静脉和贵要静脉。

头静脉：起自手背静脉网的桡侧，沿前臂桡侧和肱二头肌外侧沟上行，至三角肌和胸大肌之间注入腋静脉或锁骨下静脉。

贵要静脉：起自手背静脉网的尺侧，沿前臂尺侧和肱二头肌内侧沟上行，注入肱静脉或腋静脉。

肘正中静脉：位于肘窝内，是连接头静脉与贵要静脉的一条短干。

② 深静脉：与同名动脉伴行，请查看，在臂以下，一般有两条静脉与同名动脉伴行。

（3）胸部的静脉

① **奇静脉**：在除去胸腔脏器的标本上观察，可见奇静脉在椎体右侧上行，至第 4 或 5 胸椎水平向前弯，绕过右肺根上方，注入上腔静脉。奇静脉收集右侧肋间后静脉、食管静脉、支气管静脉及半奇静脉的血液。

② **胸廓内静脉**：与同名动脉伴行，注入头臂静脉。

2. 下腔静脉系

下腔静脉系由下腔静脉及其属支组成，收集下肢、盆部、腹部等处的静脉血，注入右心房。

下腔静脉：是一条粗大的静脉干，约在第 5 腰椎体右侧，由左、右**髂总静脉**汇合而成，沿腹主动脉右侧上升，经肝的腔静脉窝，穿膈的腔静脉孔入胸腔，注入右心房。

（1）下肢的静脉

可分浅静脉和深静脉两类。

① 浅静脉：下肢的浅静脉在皮下组织内构成静脉网，其中有两条较恒定的静脉，即大、小隐静脉。**小隐静脉**在足外侧起自足背静脉弓。经外踝后方上升，沿小腿后面正中线行至腘窝，注入腘静脉。**大隐静脉**是全身最长的皮下静脉，于足内侧起自足背静脉弓，经内踝前方，沿小腿和大腿内侧上行，至隐静脉裂孔注入股静脉。大隐静脉在注入股静脉之前还收纳腹壁浅静脉及股内、外侧浅静脉的静脉血。

② 深静脉：与同名动脉伴行，在小腿以下的动脉有两条同名静脉伴行，到腘窝处合成

一条腘静脉，然后延续为**股静脉**。股静脉经腹股沟韧带深面延续为髂外静脉。

（2）盆部的静脉

盆壁和盆腔内脏的静脉汇集成**髂内静脉**；与由收静脉延续来的髂外静脉在骶髂关节处合成髂总静脉。

（3）腹部的静脉

可分为腹壁的静脉和腹腔内脏的静脉（在完整尸体标本上主要观察腹腔内脏的静脉）。

① 成对脏器的静脉：**肾静脉**与肾动脉伴行，成直角注入下腔静脉。**睾丸静脉**：（略）。

② 不成对脏器的静脉：不成对脏器的静脉先汇集成肝门静脉入肝，经肝静脉再注入下腔静脉。

肝静脉：有 2～3 支，由腔静脉沟（窝）内穿出肝实质，汇入下腔静脉。

肝门静脉：肝门静脉收集腹腔不成脏器（除肝外）的静脉血。肝门静脉是一短而粗的静脉干，多由肠系膜上静脉和脾静脉在胰头后方汇合而成。在十二指肠上部后方上行，进入肝十二指肠韧带内至肝门。在肝十二指肠韧带内查看肝门静脉、肝固有动脉和胆总管的位置关系。肝门静脉的属支有：**肠系膜上静脉**沿同名动脉上行，收集同名动脉分布区的静脉血。**脾静脉**起自脾门，沿同名动脉右行，至胰头后方与肠系膜上静脉汇合成肝门静脉。**肠系膜下静脉**与同名动脉伴行，通常注入脾静脉，有时注入肠系膜上静脉。**胃左静脉**与胃左动脉伴行，注入肝门静脉。**附脐静脉**起自脐周静脉网，沿肝圆韧带上行至肝门，注入肝门静脉。

3.胸导管和右淋巴导管

（1）**胸导管**

是全身最长最粗的淋巴导管，长 30～40 cm。在示胸导管标本上轻轻提起食管的胸段，即可在胸主动脉和奇静脉之间见到胸导管，再向下，向上追索观察其位置及行程。胸导管的下端膨大称为**乳糜池**，此池通常位于第 1 腰椎体前面，由左腰干、右腰干和肠干合成。胸导管约在第 4、5 胸椎处，移向左侧，出胸廓上口至颈根部，呈弓状弯曲注入**左静脉角**。胸导管收集左侧上半身和整个下半身的淋巴。

（2）**右淋巴导管**

在标本或模型上观察，右淋巴导管为一短干，长约 1.5 cm，它收集右上半身的淋巴，注入**右静脉角**。

4.全身主要淋巴结

（1）**下颌下淋巴结**

位于下颌下腺附近，收纳面部等处的浅、深淋巴，此淋巴结的输出管注入颈外侧深淋巴结。

（2）**颈淋巴结**

可分为浅、深两组。①**颈外侧浅淋巴结**：位于颈部皮下，沿颈外静脉排列，收纳耳后、枕部及颈浅部的淋巴，其输出管注入颈外侧深淋巴结；②**颈外侧深淋巴结**：沿颈内静脉排列成一条纵行淋巴结链。它直接或间接地收集头、颈部淋巴，其输出管汇集成颈干。

（3）**腋淋巴结**

位于腋窝内的血管周围。主要收集上肢、胸壁和乳房等处的淋巴，其输出管注入锁骨下干。

（4）**腹股沟淋巴结**

可分浅、深两群，浅群位于腹股沟韧带下方及大隐静脉上段周围的阔筋膜浅面；深群位于阔筋膜的深面，股静脉根部的周围。收集下肢、会阴、外生殖器、臀部和脐以下的腹前壁淋巴，其输出管经髂外淋巴结、腰淋巴结，最后经腰干注入乳糜池。

（5）**腹部淋巴结**

大致观察即可。①**腰淋巴结**：位于腰椎体前面，沿腹主动脉及下腔静脉排列，其输出管汇合一对腰干，注入乳糜池。②**腹腔淋巴结**：位于腹腔干周围，其输出管入肠干。③**肠系膜上、下淋巴结**：分别沿肠系膜上、下动脉根部周围排列，其输出管均入肠干。

5. 脾

（1）脾的位置

打开腹前壁，可见脾位于左季肋区，在第 9~11 肋之间。

（2）脾的形态

利用游离标本观察，脾略成长扁椭圆形。脾可分为膈、脏两面，前、后两端和上、下两缘。脏面凹陷，近中央处为脾门。上缘较锐，有 2~3 个脾切迹。脾肿大时，可作为触摸的标志。

【思考题】

1. 名词解释：静脉角、乳糜池。

2. 试述门静脉与上、下腔静脉间的吻合通路。

3. 填图

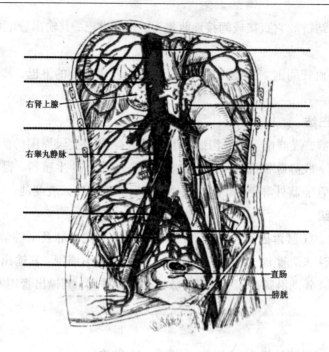

右肾上腺

右睾丸静脉

直肠
膀胱

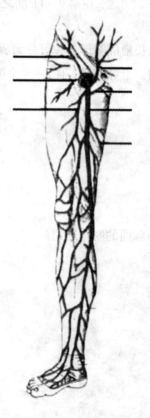

（郑登秀）

实验十八·视器、前庭蜗器

【实验目的】

(1)掌握眼球壁各层的名称、位置、分部及主要形态结构;前庭蜗器的组成和分部;鼓膜的位置、形态与分部;三块听小骨的名称及连结;内耳迷路的组成、分部及主要形态结构。

(2)熟悉房水、晶状体、玻璃体的位置和形态结构;眼底的形态结构;结膜的位置与分部;耳郭的外形、中耳的位置。

【实验材料】

(1)视器、前庭蜗器挂图;猪眼、牛眼(已解剖的和未解剖的);示眼睑、泪器、眼肌、眼的血管标本;去眶上壁的颅骨;眼球模型。

(2)示外耳与中耳标本(锯开);内耳特制标本;听小骨标本;耳放大模型、内耳模型;颞骨与鼓室模型。

【注意事项】

(1)实习时要配合标本和模型,能在活体上看到的尽量在活体上观察。
(2)注意眼肌的位置与作用。

【实验内容】

1.眼的外形

取眼的标本或模型观察其外形,确定眼的前、后极,通过前、后极的直线为假想的眼轴,通过瞳孔中央至视网膜中央凹的直线为假想的视轴。

2.眼球壁的结构

取眼球矢状或水平切标本或模型观察,找出假想的眼球赤道。眼球壁外、中、内三层结构。

(1)外膜

纤维膜,分角膜和巩膜两部分。①**角膜**占外膜前 1/6,坚实透明、曲度大,有折光作用,无血管。②**巩膜**占外膜后 5/6,不透明,乳白色,前接角膜,以角膜缘为界,注意角膜缘深面有环行的**巩膜静脉窦**,后方与视神经鞘相延续。

(2)中膜

血管膜,丰富的血管丛和色素,呈棕黑色,分为脉络膜、睫状体和虹膜三部分。

①**脉络膜**：中膜的后 2/3，外面与巩膜疏松相连，内面紧贴视网膜的色素层，后方有视神经穿过。

②**睫状体**：中膜的中部最宽厚的部分，位于巩膜与角膜移行部分的内面，前份突起形成睫状突，上有睫状小带连于晶状体，睫状体内有睫状肌。

③**虹膜**：位于中膜的最前部，在眼球的冠状切面标本上观察圆盘形的薄膜，中央有圆形的瞳孔。

（3）内膜

视网膜，根据不同的部位分为**虹膜部、睫状体部、视部**三部分。注意观察**视神经盘**和**黄斑**的位置。

3. 眼球的内容物

取猪眼标本若干，教师切开示教，在矢状位和冠状位切开眼球观察。眼球的内容物包括房水、晶状体、玻璃体，这些结构都是无色晶莹透明的，有屈光作用。注意观察这些新鲜标本，与人类基本相同。

（1）**房水**

充满眼房的无色透明液体，由睫状体产生，房水通过瞳孔到达前房，然后经过虹膜角膜角回流入巩膜静脉窦。

（2）**晶状体**的形态位置

观察位于虹膜后方和玻璃体的前方。以睫状体小带连睫状体；为富弹性的双凸镜状透明体，前较平坦，后面曲度较大，外包有晶状体囊，为一层透明而具有高度弹性的薄膜。刺破囊后，晶状体核可取出。

（3）**玻璃体**

为无色透明的胶状物质，充满于晶状体和视网膜之间，观察玻璃体位置、形态，了解其功能作用。

4. 眼副器

取眼副器解剖标本或模型观察。

（1）结膜

分**睑结膜、球结膜、结膜穹隆**三部分。

（2）泪器

由泪腺和泪道构成。泪道包括泪点、泪小管、泪囊和鼻泪管。

（3）**眼球外肌**的位置与形态

取眼外肌解剖标本或模型观察。**外直肌、内直肌、上直肌、下直肌**共同起自视神经周围的总腱环，分别止于眼球上、下、内侧和外侧壁上。体会四条直肌的作用。

5. 外耳的观察

（1）**耳郭**的形态与结构

在活体观察，对照挂图辨认下列结构：耳轮、耳轮脚、外耳门、耳屏、耳垂等。

（2）**外耳道**的观察

用肉眼或借助耳镜，从外耳门观察至鼓膜，注意外耳道走向。

（3）**鼓膜**的形态、位置

取模型观察，注意**松弛部**和**紧张部**及光锥。

6. 中耳

取中耳解剖标本观察中耳的组成及结构。包括鼓室、听小骨、咽鼓管、乳突窦、乳突小房。

（1）**鼓室**

颞骨岩部内不规则的含气小腔，有 6 个壁，内有听小骨、韧带、肌、血管、神经等。取模型对照挂图，观察鼓室 6 个壁。注意鼓室之壁并不标准规则。

①上壁：鼓室盖，又称盖壁，与颅中窝相隔。

②下壁：颈静脉壁，为一薄骨板与颈静脉窝相隔。

③前壁：即颈动脉壁的后壁，此壁上方有咽鼓管的开口和鼓膜张肌半管开口。

④后壁：乳突壁，上部有乳突窦的入口。

⑤外侧壁：大部分为鼓膜，上方为骨部。

⑥内侧壁：内耳的外壁，迷路壁。壁中部凸为鼓岬，由耳蜗第一圈的隆起所形成。岬后上方卵圆形孔是前庭窗，镫骨底借韧带将此窗封闭。岬的后下方的圆孔称蜗窗，有第二鼓膜封闭。前庭窗的后方有弓形状隆起的面神经管凸。

（2）**听小骨**

取听小骨标本或模型观察其形态。

①**锤骨**：一头、一柄和二个突起。②**砧骨**：体和短、长二脚。③**镫骨**：小头、二脚和底。三骨相连成链，观察其连结关系。

（3）**咽鼓管**

取位听器解剖标本或模型观察。是鼓室与外界相通的管道，使鼓室通过此管到咽腔与外界的气压相等。注意其开口。

（4）**乳突窦**及**乳突小房**的观察

取乳突断面标本观察乳突窦及乳突小房的形态。它是鼓室向后延续部分，以乳突窦口与鼓室相通。窦与小房内部都衬以黏膜。与鼓室黏膜相延续。

7. 内耳

位于鼓室与内耳道底之间，在颞骨岩部的骨质内，为一系列构造复杂的管道即迷路。分骨迷路和膜迷路，两者之间的腔隙内充满外淋巴，膜迷路内含有内淋巴。淋巴液不易观察到。

（1）**骨迷路**的观察

取内耳雕刻标本或模型观察。骨迷路是颞骨岩部内的骨性隧道，其壁由致密骨质构成。骨迷路分为耳蜗、前庭和半规管。

①**前庭**：在骨迷路中部，呈椭圆形的空腔，内藏椭圆囊和球囊。后部有五个小孔与三个半规管相通，前部有一大孔连耳蜗，外侧壁上有**前庭窗**和**蜗窗**。前庭的内侧壁即内耳道的底。

②**骨半规管**：为三个"C"形的相互成直角排列的弯曲小管，分别是**前骨半规管、后骨半规管、外骨半规管**，注意区分。每个半规管各有两个骨脚，一为单骨脚、一为壶腹骨脚。前、后骨半规管的单脚合成一个总骨脚。

③**耳蜗**：形似蜗牛壳，位于前庭的前方。蜗底朝向内耳道，耳蜗的尖端是蜗顶。观察内部结构，**蜗螺旋管、前庭阶、鼓阶、蜗孔**的位置。

（2）膜迷路的观察

取内耳膜迷路模型观察。位于骨迷路内，为封闭的膜性管和囊，其形态基本与骨迷路一致。

①**椭圆囊和球囊**：位于前庭内，两囊之间以椭圆球囊管相连。椭圆囊后壁上有五个口连膜半规管，囊底有**椭圆囊斑**，球囊前壁有**球囊斑**，它们均为头部直线运动加速度感受器。

②**膜半规管**：位于骨半规管内，在其膜壶腹壁上有隆起的**壶腹嵴**，为头部感受旋转变速运动感受器。

③**蜗管**：在耳蜗内，尖端为盲端，下借连合管连于球囊。其骨螺旋板和蜗管鼓壁上**螺旋器**，为听觉感受器。

【思考题】

1. 名词解释：巩膜静脉窦、黄斑、视神经乳头、螺旋器。

2. 眼球的折光物包括哪些？

3. 填图

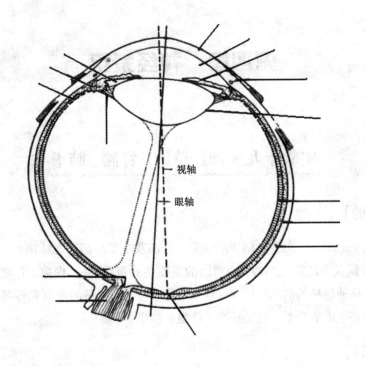

视轴

眼轴

（唐小标）

第四章　神经系统

实验十九·神经总论、脊髓、脑干

【实验目的】

(1)掌握脊髓的位置、外形；脑干的位置、分部及主要外部形态结构。

(2)熟悉脊髓灰质的形态结构，白质内的重要传导束(薄束、楔束、脊髓丘脑束、皮质脊髓束)；主要脑神经核的名称、位置和性质；薄束核、楔束核的位置和性质；脑干内的主要纤维束(锥体束、内侧丘系、三叉丘系、脊髓丘脑束)。

【实验材料】

(1)切除椎管后壁的脊髓标本；离体脊髓标本；脊髓各段横切片和脊髓横切面模型；脊髓、脑干彩色挂图。

(2)脑标本和模型；脑干标本和模型；脑正中矢状切面标本；有机玻璃脑干模型(示神经核)、脑干放大模型；脑室标本和模型。

【注意事项】

(1)注意爱护标本，因为神经系统，特别是脊髓，柔嫩脆弱，严禁用锐利工具、夹持和撕拉。

(2)观察时必须弄清解剖方位。

(3)观察脑标本时要小心和爱护，切勿用镊子夹持，要轻拿轻放。

【实验步骤】

1.观察脊髓的整体标本

(1)位置

脊髓位于椎管内，上端在枕骨大孔处与延髓相接，下端变细形成脊髓圆锥，末端平第1腰椎水平，新生儿可达第3腰椎。

(2)脊髓的外形

呈前后略扁的圆柱形，平第5、6颈椎水平有**颈膨大**，平第12胸椎水平有**腰骶膨大**，腰骶膨大以下逐渐变细为**脊髓圆锥**。注意观察脊髓表面的**前正中裂**、**后正中沟**、前外侧沟、后外侧沟及脊神经前后根。

2.脊髓与椎骨对应关节

脊髓表面没有明显的分段标志,每一对脊神经根附着的一段脊髓为一个**脊髓节段**。颈髓 8 节,胸髓 12 节,腰髓 5 节,骶髓 5 节和 1 个尾节,共 31 个节段。脊髓节段的高度较同序数的椎体的位置为高,其对应关系可根据脊髓神经根判断出来。

3.脊髓的内部结构

结合模型标本、挂图,观察脊髓的内部结构。在脊髓的横切面上,中间可见中央管,其周围是"H"形的灰质,灰质的周围是白质。

(1)**灰质**

从前向后为**前角**、中间带(仅见于脊髓胸 1 到腰 2 节段)和**后角**三部分,中央管周围的灰质称为中央灰质,因其连接两侧灰质也称为灰质连合。骶髓第 2~4 节段,有骶副交感核。

(2)**白质**

从前向外向后为**前索**、**外侧索**、**后索**三部分,两侧前索在灰质前相连形成白质前连合。前索主要传导束有皮质脊髓前束、内侧纵束、前庭脊髓束、顶盖脊髓束、网状脊髓束;外侧索的主要传导束有脊髓丘脑侧束、皮质脊髓侧束、脊髓小脑前束、脊髓小脑后束、红核脊髓束、网状脊髓束;后索的主要传导束有薄束和楔束。

4.脑干的外部形态

结合标本、模型观察脑干的形态,由上到下可分为中脑、脑桥、延髓三部分。

延髓的腹侧面上部略膨大,形似倒置的圆锥体,借一横沟与脑桥分隔,下部较细,通过枕骨大孔与脊髓相连续,在延髓正中线上有**前正中裂**。裂的两侧有**前外侧沟**。在裂与沟之间有两条纵行隆起,称**锥体**。内有皮质脊髓束经过,在锥体下端,左右两侧的纤维大部分相互交叉称为**锥体交叉**。在锥体外侧,有舌下神经的根丝发出,在舌下神经根丝后方的沟内,由上而下有舌咽神经、迷走神经和副神经的根丝附着。在延髓背侧面,其上部为第四脑室底的下部,在延髓下部,有膨大的隆起分别为**薄束结节**和**楔束结节**,其深面有薄束核和楔束核。楔束结节外上方的隆起为小脑下脚。

脑桥腹面膨隆宽阔为**基底部**。脑桥向两侧逐渐变窄,移行为**小脑中脚**。基底部与小脑中脚交界处可见三叉神经的根丝附着。基底部在正中线上有一条纵行浅沟,称**基底沟**,有基底动脉经过。基底部与延髓之间的横沟内由内侧向外侧依次有展神经、面神经、前庭蜗神经的根丝附着。脑桥背侧面形成第四脑室底的上部。第四脑室底呈菱形故称**菱形窝**。菱形窝的外上界为小脑上脚。

中脑腹侧面上界为视束,下界为脑桥上缘,主要有两条纵行的柱状结构,称为**大脑脚**,内有锥体束等经过,两脚间的深窝称**脚间窝**。由脚间窝伸出一对动眼神经。中脑的背侧面,有两对圆形隆起,总称四叠体或顶盖。上方一对隆起为**上丘**,下方的一对为**下丘**。在下丘的下方,有很细的滑车神经走出,它绕大脑脚由背侧走向腹侧。

从脑干的腹面观察以下结构：**锥体、锥体交叉、橄榄、舌下神经、舌咽神经、迷走神经、副神经、基底沟、延髓脑桥沟、三叉神经根、展神经、面神经、前庭蜗神经。**

由脑干背侧面观察以下结构：**薄束结节、楔束结节、菱形窝、下丘、上丘、滑车神经。**

5. 脑干的内部结构

由脑干的模型上观察脑干的内部结构，其结构由灰质、白质及网状结构组成。

（1）灰质

分为非脑神经核、脑神经核。

位于中脑的红核、黑质，延髓背面的薄束核、楔束核，这些是主要的非脑神经核，主要与感觉中继有关。

脑神经核主要是：

躯体运动核：舌下神经核、副神经核、疑核、展神经核、面神经核、三叉神经运动核、滑车神经核、动眼神经核。注意联系各核团的性质及管理或支配的器官。

内脏运动核：迷走三角深面的迷走神经背核；下泌涎核位于髓纹的下方；上泌涎核位于髓纹上方；动眼神经副核位于中脑。

躯体感觉核：前庭区深方的前庭神经核，听结节深方的蜗神经核，三叉神经脊束核，三叉神经脑桥核，三叉神经中脑核。

内脏感觉核：孤束核。

（2）白质

结合模型、挂图观察脑干的白质。上行的有内侧丘系、外侧丘系、三叉丘系、脊髓丘系，下行的传导束有锥体系。

①**内侧丘系**：薄束和楔束的纤维终于薄束核楔束核，由薄束核、楔束核发出的纤维，在中线交叉，形成内侧丘系交叉，交叉后的纤维在中线的两侧上行至丘脑腹后外侧核。

②**脊髓丘系**：来自脊髓的脊髓丘脑前束和脊髓丘脑侧束进入延髓互相靠近而成，位于脑干的腹外侧部，上行至丘脑腹后外侧核。

③**外侧丘系**：蜗神经核发出的横行纤维大部分交叉到对侧形成斜方体，越过中线，沿脑桥的外侧部上行，主要到内侧膝状体。

④**三叉丘系**：由三叉神经脊束核、三叉神经脑桥核、三叉神经中脑核发出的纤维，左右交叉越过中线上行至丘脑腹后内侧核。

⑤**锥体系**：大脑皮质中央前回和大脑皮质中的大型椎体细胞发出的下行传导束，分别止于脑干躯体运动神经核和脊髓前角的运动神经元。

【思考题】

1. 名词解释：脊髓圆锥、锥体交叉。

2. 何谓反射？反射弧由哪几部分组成？

3. 填图

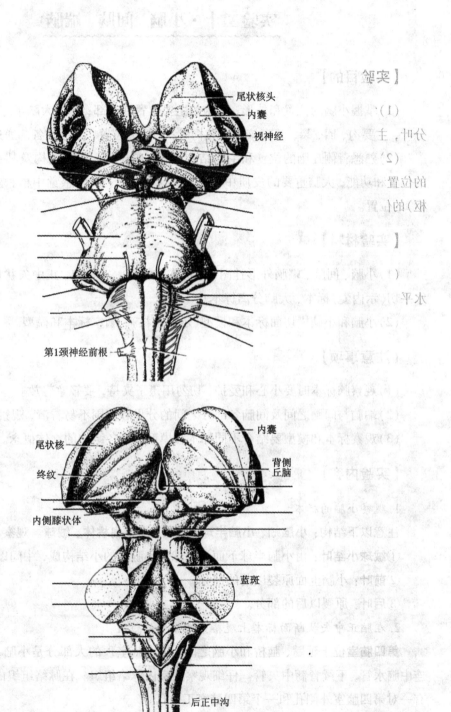

尾状核头
内囊
视神经

第1颈神经前根

内囊

尾状核

终纹

背侧丘脑

内侧膝状体

蓝斑

后正中沟

（伍绍思）

实验二十·小脑、间脑、端脑

【实验目的】

(1)掌握小脑的位置和外形；间脑的主要位置和分部；掌握大脑半球的外部形态结构，分叶，主要沟、回、裂，基底核概念和构成；内囊的位置、分部及各部通过的主要纤维束。

(2)熟悉背侧丘脑的位置和主要结构；下丘脑位置、形态结构及其主要核团，后丘脑的位置和功能；大脑重要的皮质中枢(躯体运动中枢、躯体感觉中枢、视觉中枢、听觉中枢)的位置。

【实验材料】

(1)小脑、间脑、端脑外形挂图；脑标本和模型。完整脑、正中矢状切面脑标本、大脑水平切(示内囊)标本、大脑分离标本。

(2)小脑和小脑横切面标本和模型(示小脑核)；脑室标本和模型。

【注意事项】

(1)观察脑标本时要小心和爱护、切勿用镊子夹持，要轻拿轻放。

(2)端脑与间脑之间及间脑各部分之间的分界和范围不易看清，观察时应加注意。

(3)观察标本和模型要结合不同标本和模型体会各结构的立体概念。

【实验内容】

1. 观察小脑的标本

注意以下结构：**小脑蚓、小脑半球、原裂、小脑扁桃体、绒球**。观察小脑的分叶。

①**绒球小结叶**：由小脑半球下面的绒球和小脑蚓的小结构成，中间以绒球脚相连。

②**前叶**：小脑上面原裂以前的部分。

③**后叶**：原裂以后的部分。

2. 在脑正中矢状断面标本上观察第四脑室的位置

第四脑室位于延髓、脑桥和小脑之间，第四脑室顶的大部分是小脑，底是菱形窝，上连中脑水管，下续脊髓中央管。仔细观察脑室内脉络组织。在脉络组织的两侧及后方分别有一对第四脑室外侧孔和一个第四脑室正中孔。

3. 观察**间脑**的位置、形态

在脑的正中矢状面标本上，间脑位于脑干与大脑半球之间，间脑的外侧壁与大脑愈合，上面和内侧面游离，下面邻近颅中窝、蝶鞍和交叉前沟等。

（1）在模型上观察丘脑的内部结构

丘脑是一对卵圆形的灰质团块，由前向后被"Y"形的白质－内髓板分隔成前、后、外三部分。内髓板的内、外侧分别是内侧核群和外侧核群，内髓板的前端分叉的前方是前核群，外侧核群又分为腹侧和背侧两组，腹侧组又分腹前核、腹中间核和腹后核，腹后核又分为腹后内侧核和腹后外侧核。观察**后丘脑**的**内侧膝状体**、**外侧膝状体**。

（2）**下丘脑**

位于丘脑下方，大部分组织埋藏于深部，只有内侧面和底面游离，内侧面是**第三脑室**侧壁的下部，借下丘脑沟与丘脑分界。底面外露部分位于视交叉、视束和大脑脚之间，其后部有一对球形的乳头体，**乳头体**前方为**灰结节**，灰结节的正中部紧邻视交叉处向下突出的**漏斗**，下连垂体柄。

（3）观察**上丘脑**的结构

松果体、缰三角和丘脑髓纹。

4.观察第三脑室

第三脑室位于左右背侧丘脑、下丘脑两部分之间。前部借两**室间孔**与左右侧脑室相通，后下方与中脑水管相通，顶由第三脑室脉络组织封闭，底由视交叉、灰结节和乳头体构成。

5.观察大脑的外形与分叶

大脑半球有三个面，上外侧面、内侧面、下面。

（1）大脑表面三条重要沟

①**外侧沟**：在半球的上外侧面自前下斜向后上方。

②**中央沟**：自上外侧面的上缘中点向前下斜行。

③**顶枕沟**：位于半球内侧面后部，自后上斜向前下方。

（2）观察半球的五叶

①**额叶**：中央沟以前，外侧沟以上的部分。

②**顶叶**：中央沟以后，顶枕沟以前的部分。

③**颞叶**：外侧沟以下的部分。

④**枕叶**：顶枕沟以后至枕极之间。

⑤**岛叶**：埋藏于外侧沟深部。

6.观察大脑半球的沟回

沟回在不同标本上的不同形态，仔细确认：

（1）额叶

确定**中央前沟**、**额上沟**和**额下沟**，中央前回、额上回、额下回、额中回。

（2）顶叶

确定**中央后沟**、**顶内沟**，中央后回、顶上小叶、顶下小叶，顶下小叶又分为围绕外侧沟末端的**缘上回**以及后方的**角回**。

（3）颞叶

观察确定**颞上沟、颞下沟，颞上回、颞中回、颞下回、颞横回**。

（4）枕叶背外侧面

沟回不恒定。

（5）大脑半球上**外侧面**的沟和回

在中央沟之前有中央前沟，两者之间为中央前回。在中央沟之后有中央后沟，两者之间为中央后回。隐藏在外侧沟深处下壁上有 2~3 个横走的短回，称**颞横回**。

（6）大脑半球**内侧面**的沟和回

在胼胝体上方有一沟称**扣带沟**。扣带沟与胼胝体之间称**扣带回**。胼胝体后下方有弓形走向枕极的沟称**距状沟**。位于颞叶最内的回称**海马旁回**。海马旁回向前弯成钩状称**钩**。胼胝体和背侧丘脑的前端之间有一孔，称为**室间孔**，是侧脑室与第三脑室相通的孔道。扣带回、海马旁回及钩，它们呈半环形，位于大脑与间脑的边缘处，故称边缘叶。

（7）大脑半球下面

由前部的额叶，中部的颞叶，后部的枕叶构成。在额叶下面前内侧有一椭圆形的嗅球，它的后端变细为嗅束。

7. 大脑半球的内部结构

（1）大脑皮质和髓质

在大脑半球上部的水平切面上观察，可见其周边部分颜色较深，为大脑皮质。皮质功能定位主要为**躯体运动区、躯体感觉区、视区**及**语言区**（四各分区）；中央部分颜色较浅为大脑髓质，此处髓质主要由胼胝体纤维所构成。在大脑半球较低水平切面上观察，可见胼胝体纤维大部横行，在前后端则呈钳状走向两侧额极及枕极。**胼胝体**为连合左右大脑半球的主要纤维束。

（2）基底核与内囊

在大脑半球中部的水平切面上观察，可见髓质中包埋着灰质团块。它们接近大脑底部，故名**基底核**。借助大脑分离标本和有机玻璃脑干模型观察，可见位于背侧丘脑前、上、外、后方的**尾状核**和在背侧丘脑外侧的**豆状核**。尾状核与豆状核合称**纹状体**。

在水平切面上，位于尾状核、背侧丘脑与豆状核间有"＞＜"形的白质区，称为**内囊**。内囊由前向后分为内囊前肢、内囊膝和内囊后肢。经内囊前肢的投射纤维主要有额桥束。经内囊膝的投射纤维主要有皮质脑干（核）束。经内囊后肢的投射纤维主要有皮质脊髓束、丘脑皮质束。在后肢的后份有视辐射和听辐射通过。

（3）侧脑室

在大脑半球中部水平切面上观察，可见前部有一呈倒"八"字的裂隙；后部有一呈"人"字的裂隙，此即为侧脑室。前者为伸入额叶内的前角；后者为伸入枕叶内的后角。借助脑室模型（或侧脑室特殊标本），观察侧脑室全貌。它分为中央部、前角、后角和下角4部。

（4）内部结构须观察

①侧脑室的位置与分布；②基底核的位置注意基底核之间的位置关系及其与侧脑室的位置关系；③大脑半球的髓质；④骈胝体连接两侧大脑半球的纵性纤维；⑤穹窿由海马至下丘脑乳头体的弓状纤维；⑥内囊在大脑的水平切面上观察内囊的位置。

【思考题】

1. 名词解释：内囊、纹状体。

2. 简述内囊的位置、分部及各部通过的主要传导束。

3. 填图

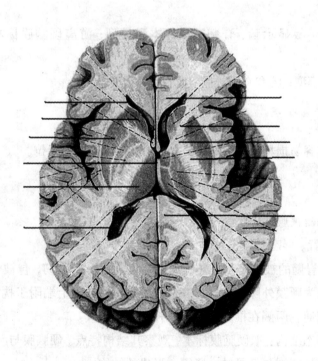

（伍绍思）

实验二十一·脑和脊髓的被膜、血管及脑脊液循环

【实验目的】

(1)掌握脑和脊髓被膜的层次名称;脑室的名称、位置;脑脊液的循环途径;大脑动脉环的位置、组成。

(2)熟悉硬膜外腔、蛛网膜下隙、蛛网膜粒的位置;硬脑膜窦、终池、小脑延髓池的概念;颈内动脉主要分支名称;大脑中动脉的分布范围。

(3)了解大脑镰、小脑幕的位置;海绵窦、上矢状窦、横窦、乙状窦和窦汇的位置及汇入。

【实验材料】

(1)开颅和去椎板显示脑、脊髓被膜标本和模型;游离硬脑膜标本;脑血管标本和模型。

(2)脑室标本模型;脑和脊髓被膜、血管、脑脊液挂图。

【注意事项】

本次实习标本容易损坏,应特别保护,观察血管切忌用力牵拉。

【实验内容】

1.观察脑和脊髓被膜,从外向内依次为硬膜、蛛网膜、软膜

(1)硬膜的位置、形态和结构

①**硬脊膜**:取脊髓的被膜解剖标本,观察其位置。厚而坚韧,包被于脊髓的外面,与椎管壁之间的腔隙为**硬膜外隙**,注意其中的内容物。硬脊膜上端附于枕骨大孔边缘,故硬膜外腔与颅腔不相通。两侧在椎间孔处与脊神经外膜相续。

②**硬脑膜**的形态结构:取硬脑膜标本,观察其结构特点。硬脑膜与颅顶诸骨结合疏松,易分离。硬脑膜在颅底则与颅骨结合紧密。形成的结构:

大脑镰:镰刀状矢状位伸入两侧大脑半球之间。

小脑幕:形似膜状伸入大脑和小脑之间。

硬脑膜窦:硬脑膜在一定部位两层分开形成硬脑膜窦,包括**上矢状窦,下矢状窦,直窦,横窦,乙状窦,海绵窦,岩上窦,岩下窦**。注意各窦内血液流动方向。观察矢状位大脑镰,其上缘的上矢状窦向后汇入窦汇,在大脑镰与小脑幕连接处有直窦。在小脑幕的后外缘,位横窦沟内为横窦。乙状窦位于乙状窦沟内,达颈静脉孔处,移行于颈内静脉。海绵

窦位蝶鞍两侧，观察海绵窦内有何结构。

（2）**蛛网膜**

取脊髓与脑的被膜解剖标本，观察蛛网膜的位置和分布特点，位于硬膜的深面。形成的结构：蛛网膜与软膜之间为**蛛网膜下隙**，蛛网膜下隙在某些部位腔隙较大，形成**蛛网膜下池**。比较重要的有位于小脑和延髓之间的背侧的**小脑延髓池**，两侧大脑脚之间的脚间池，脊髓末端的终池。蛛网膜在上矢状窦处呈颗粒状突入窦内，形成**蛛网膜颗粒**。

（3）**软膜**

紧贴脊髓和脑的表面，并深入沟裂之中。

形成的结构：观察软脊膜在脊髓两侧的脊神经前、后根之间向外突出形成三角形的齿状韧带，韧带尖端向外附着于硬脊膜。

2. 脑和脊髓的血管

取脑血管解剖标本或模型，观察脑动脉的分布。

（1）脑的动脉

①**椎动脉**：经枕骨大孔入颅，在脑桥下缘左、右椎动脉汇合成一条**基底动脉**，走行于基底沟内，至脑桥上缘处，即分为左、右**大脑后动脉**，绕大脑脚行向外后方，分布于大脑半球颞叶的下面和内侧面和枕叶。椎动脉还发出**脊髓前、后动脉**（分布于脊髓）、小脑下后动脉、小脑下前动脉、脑桥支等。

②**颈内动脉**及主要分支：经颈动脉管入颅，穿海绵窦内侧壁向前而分支。主要分支有：

a. **大脑前动脉**：沿胼胝体体背侧后行，两侧接前交通支相连交。皮支主要分布于顶枕沟以前的大脑半球的内侧面、额叶底面的一部分和额顶页上外侧叶的上部。中央支分布于豆状核尾状核内囊前肢。

b. **大脑中动脉**：水平方向走向外侧，继而折向上方，行于大脑外侧沟，分布大脑半球上外侧面。皮质支分布于大脑半球的外侧面的大部和岛叶，中央支分布于豆状核尾状核内囊后肢的前部和内囊膝。

c. **后交通动脉**：向后与大脑后动脉相连。

③ **Willis 环**：观察脑底的血管环，由脑底的前交通动脉、大脑前动脉、大脑中动脉、后交通动脉和大脑后动脉互相吻合构成大脑动脉环。

（3）脑的静脉

脑的静脉不与动脉伴行，无瓣膜，分浅、深静脉，均汇入硬脑膜窦。

①浅静脉有**大脑上静脉、大脑中静脉**和**大脑下静脉**，位于大脑的表面。分别注入附近的硬脑膜窦。

②深静脉收集大脑内部血液，汇合成**大脑大静脉**注入直窦。大脑深、浅静脉之间有丰富的吻合支。深静脉不易观察到，但要分辨出大脑大静脉。

（4）脊髓的血管

取脊髓标本模型和挂图观察。脊髓的血液供应来自椎动脉发出的脊髓前、后动脉和肋间后动脉以及腰动脉发出的脊髓支，各动脉互相吻合。脊髓的静脉分布与动脉相似。

3. 脑室

为脑内的腔隙，包括侧脑室、第三脑室和第四脑室。

（1）**侧脑室**

位于大脑半球内，左右各一，分为四部分，中央部在顶叶内；前角伸入额叶内；后角伸入枕叶内；下角伸入颞叶。**第三脑室**为两背侧丘脑、下丘脑之间的裂隙。**第四脑室**位于脑桥、延髓与小脑之间。

（2）**脑脊液的循环**

脑脊液由各脑室内脉络丛产生，其中以侧脑室脉络丛产生脑脊液量最多（约95%）。脑脊液的循环途径如下：左、右侧脑室脉络丛产生的脑脊液，经左、右室间孔流入第三脑室，与第三脑室脉络丛产生的脑脊液一起，经中脑水管流入第四脑室，然后与第四脑室脉络丛产生的脑脊液一起经第四脑室正中孔和两外侧孔流入蛛网膜下隙。最后经蛛网膜颗粒渗入上矢状窦中。

【思考题】

1. 名词解释：蛛网膜下隙、蛛网膜颗粒。

2. 大脑动脉环的构成及其临床意义是什么？

3. 脑脊液的产生和循环途径是什么？

4. 填图

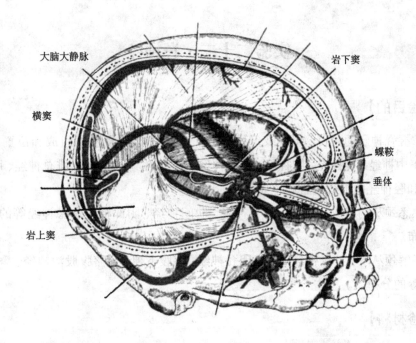

大脑大静脉

岩下窦

横窦

蝶鞍

垂体

岩上窦

（韩利军）

实验二十二·脊神经

【实验目的】

(1)掌握脊神经的数目、组成及纤维成分；臂丛、腰丛、骶丛的组成和位置；膈神经、尺神经、正中神经、桡神经、腋神经、肌皮神经、股神经、坐骨神经、腓总神经、腓浅神经、腓深神经和胫神经的走行位置和主要分布。

(2)熟悉颈丛的组成和位置，胸背神经、肋间神经、阴部神经和隐神经等的走行位置和主要分布。

(3)了解颈丛皮支、脊神经后支、闭孔神经、髂腹下神经、髂腹股沟神经、臀上神经和臀下神经等的分布。

【实验材料】

(1)脊髓及脊神经标本；示颈丛、臂丛、腰丛、骶丛标本；示膈神经、肋间神经标本；完整尸体(主要示上、下肢神经)。

(2)周围神经系统：脊神经挂图；脊神经后支，脊神经前支的神经丛及其分支的标本和模型。

【注意事项】

(1)在学习上肢、下肢的神经时，应结合复习上、下肢肌。

(2)为掌握神经的行程和主要毗邻关系，在观察神经主干行程时，必须把附近结构放回原来解剖位置。

【实验内容】

1.观察脊神经的构成和分支

结合挂图、模型观察脊神经的组成：脊神经共31对，由前、后根在出椎间孔前合并而成(注意各对脊神经出椎管的位置)，后根上有膨大的**脊神经节**，出椎间孔后分四支。

(1)**后支**

细而短，经相邻椎骨的横突之间向后走行，分布于颈、背、腰、骶的深层肌肉和皮肤。

(2)**交通支**

为连于脊神经与交感干之间的细支。

(3)**脊膜支**

细小，经椎间孔返回椎管。

（4）前支

粗而长，除胸神经前支单独行走之外，其他则交织成丛，形成臂丛、腰丛和骶丛，由各丛发出分支，分部于头颈、躯干和四肢。

2.全身主要神经分布

（1）**颈丛**的组成和位置

在标本上观察颈丛的组成和位置。颈丛由第1~4颈神经前支组成，位于胸锁乳突肌上部的深面。颈丛的分支及其走向：有皮支和肌支两种。

①皮支：从胸锁乳突肌后缘中点附近穿出，呈放射状分布，有**枕小神经、耳大神经、颈横神经、锁骨上神经**。

②肌支：**膈神经**：膈神经经前斜角肌前面下降逐渐转至其内侧，经锁骨下动、静脉之间入胸腔，经肺根前方行于纵隔胸膜之间下行至膈肌，运动纤维支配膈肌，感觉纤维分布于心包、纵隔胸膜、膈胸膜和膈下的腹膜。一般认为右膈神经的感觉线尚分布到肝、胆囊和肝外胆道的浆膜。

（2）**臂丛**的组成和位置

组成：臂丛由第5~8颈神经前支及第1胸神经前支一部分组成。

臂丛内发出三个束：内侧束、外侧束、后束。从三个束上发出五大主要分支，即腋神经、肌皮神经、正中神经、尺神经、桡神经。另外还有胸长神经、胸背神经等。从标本上仔细观察这些分支的走行及分布。

位置：由斜角肌间隙穿出，行于锁骨下动、静脉的后上方，继而在锁骨后方进入腋窝。

①**腋神经**：发自臂丛后束，伴旋肱后动脉，经四边孔绕肱骨外科颈至三角肌深面，肌支支配三角肌和小圆肌，皮支分布于肩部和臂部上1/3外侧皮肤。

②**肌皮神经**：自外侧束发出，斜穿喙肱肌，经肱二头肌和肱肌之间下行，并支配此三肌。终支自肘关节稍上方外侧穿出臂部深筋膜，分布于前臂外侧皮肤。

③**正中神经**：经由臂丛内侧束和外侧束两个根合成，伴肱动脉下行至肘窝，发出肌支至除肱桡肌、尺侧腕屈肌和指深屈肌尺侧半以外所有的前臂前群肌。在手掌支配除拇收肌以外的鱼际肌和第一、二蚓状肌。皮支支配手掌桡侧2/3的皮肤，桡侧三个半指的掌面皮肤以及背面中节和远节的皮肤。

④**尺神经**：自内侧束发出随肱动脉下行，在肱骨内上髁后方经尺神经沟进入前臂。观察尺神经发出肌支支配尺侧腕屈肌和指深屈肌尺侧半、小鱼际肌、拇收肌、全部骨间肌及第三、四蚓状肌。皮支分布手掌小鱼际肌的皮肤和尺侧一个半指的皮肤，其手背支分布于手背尺侧半和小指、环指及中指尺侧半背面皮肤。

⑤**桡神经**：发自臂丛后束，在肱三头肌深面行于桡神经沟内。肌支支配上肢所有伸肌和肱桡肌，皮支分布于手背桡侧半皮肤及桡侧二个半手指的背面。

（3）**胸神经**

组成：由12对胸神经的前支构成。位置：位于肋间（**肋间神经**）和第12肋下（**肋下神**

经）。注意观察胸神经的外侧皮支和前皮支穿出的位置。

（4）**腰丛**

组成：12 对胸神经前支的一部分、1～3 腰神经的前支和第 4 腰神经前支的一部分。位置：腰大肌深面腰椎横突前方。主要分支：髂腹下神经及髂腹股沟神经、生殖股神经、股外侧皮神经、股神经、闭孔神经。

①**髂腹下神经、髂腹股沟神经**：分布于腹股沟区肌肉和皮肤，并支配附近的腹肌。

②**生殖股神经**：穿腰大肌分两支，生殖支支配提睾肌，股支分布于阴囊及隐静脉裂孔附近皮肤。

③**股外侧皮神经**：腰大肌的外侧缘发出，分布于大腿外侧面皮肤。

④**闭孔神经**：腰大肌内侧缘发出，沿骨盆侧壁穿闭膜管至大腿内侧，分布于大腿内收肌群和大腿内侧的皮肤。

⑤**股神经**：在腰大肌外侧缘和髂肌之间下行，经腹股沟韧带的深面入股三角，在股三角内发分支，肌支支配髂肌、耻骨肌、股四头肌、缝匠肌，皮支分布于股前皮肤。观察随股动脉入收肌管的隐神经，隐神经分布于小腿内侧面及足的内侧缘皮肤。

（5）**骶丛**的组成和位置

在标本和挂图上观察骶丛的位置、组成。组成：由腰骶干、全部骶神经前支、尾神经前支组成。位置：位于骶骨及梨状肌前面。主要分支有：

①**臀上神经**：经梨状肌上孔出骨盆行于臀大小肌之间，支配臀中、小肌及阔筋膜张肌。

②**臀下神经**：经梨状肌下孔出骨盆行于臀大肌深面支配臀大肌。

③**股后皮神经**：经梨状肌下孔出骨盆，分布于臀下部、股后部及腘窝的皮肤。

④**阴部神经**：经梨状肌下孔出骨盆，分布于肛门、会阴部及外生殖器的肌肉和皮肤。

⑤**坐骨神经**：经梨状肌下孔出骨盆，在臀大肌深面下行，在坐骨结节与大转子之间至股后，发肌支支配大腿后群肌。至腘窝上方分出胫神经和腓总神经。

a.**胫神经**：在小腿比目鱼肌的深面下行，经内踝后方分为足底内、外侧神经进入足底，在小腿部分支分布于膝关节、小腿后群肌及小腿后面皮肤，足底内、外侧神经分布于足底肌和皮肤。

b.**腓总神经**：分为腓浅神经和腓深神经。腓浅神经肌支支配腓骨长、短肌，皮支分布于小腿外侧、足背和第 2～5 趾背皮肤；腓深神经肌支支配小腿前肌群、足背肌。皮支分布于第 1～2 趾背面相对缘皮肤。

【**思考题**】

1.名词解释：脊神经节。

2. 试述骶丛的组成、位置及主要分支。

3. 填图

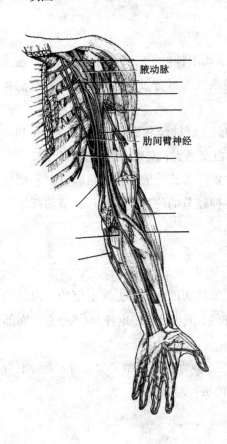

腋动脉

肋间臂神经

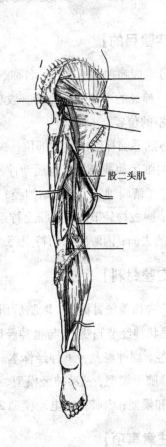

股二头肌

（韩利军）

实验二十三·脑神经、内脏神经

【实验目的】

（1）掌握脑神经的数目、名称、总的纤维成分；动眼神经、三叉神经、面神经、迷走神经、舌下神经的主要分布及其一般功能；内脏神经系统的区分及分布，交感和副交感神经低级中枢的位置。

（2）熟悉脑神经出入颅部位；视神经、滑车神经、展神经和副神经的主要分布和一般功能；内脏运动神经与躯体运动神经的区别；灰、白交通支；交感干的位置和组成。

（3）了解嗅神经、前庭蜗神经、舌咽神经的主要分布及一般功能；角膜反射和咽反射的途径；腹腔神经节、肠系膜上神经节、肠系膜下神经节的位置；交感神经节前纤维和节后纤维的去向；内脏感觉的特点等。

【实验材料】

（1）去顶盖颅骨标本，取脑后留有硬脑膜的头矢状切面标本；去眶上壁的眶内结构标本（含睫状神经节）；脑干与脑神经根标本；三叉神经、面神经、迷走神经（头、颈、胸部）、舌咽神经、副神经及舌下神经标本。

（2）脑干模型、三叉神经模型、头面部神经模型、颞骨和耳模型。交感神经标本；脊神经标本和模型；内脏神经电动模型2台；脑神经、内脏神经挂图。

【注意事项】

（1）脑神经比较复杂，为了学好，首先应预习颅骨部分解剖结构，颅前窝的筛孔、颅中窝的视神经管、眶上裂、圆孔、卵圆孔、三叉神经压迹，颅后窝的内耳门、颈静脉孔、舌下神经管，以及茎乳孔、眶上切迹、眶下孔、颏孔、下颌孔等。

（2）脑神经比较细小，故观察时要特别细心，动作要轻巧，切勿拉断，爱护标本。

（3）脑神经纤维复杂，不同神经到同一个器官执行不同的功能，因此要注意脑神经的纤维成分。概括为以下4种：①躯体感觉（传入）纤维；②内脏感觉（传入）纤维；③躯体运动（传出）纤维；④内脏运动（传出）纤维。这样才能掌握该神经的性质与功能。

（4）一对脑神经内容有时不能在同一标本上看到，须在不同标本或模型上配合观察。

（5）为了帮助同学建立系统概念，需复习以前学习过的有关内容，如脊髓的侧角、脑干内的副交感神经核以及第3、第7、第9、第10对脑神经。

（6）观察标本时要结合模型和图帮助理解。

（7）灰、白交通支用肉眼观察不易区别。

【实验内容】

一、脑神经

脑神经共 12 对，具体如下：

1. 嗅神经

在保留鼻中隔的头部矢状切面标本上观察，可见鼻中隔的上部和上鼻甲突起部的黏膜内有 15~20 条嗅丝，向上穿筛孔，终于嗅球（教材图 9–74）。

2. 视神经

在去眶上壁的标本上观察，可见眼球后极偏内侧有粗大的视神经出眼球，经视神经管入颅腔。

3. 动眼神经

观察颅顶、眶顶已经打开的脑神经标本，动眼神经经脚间窝出脑，穿海绵窦外侧壁向前经眶上裂入眶，达眼的上直肌、下直肌、内直肌、下斜肌和上睑提肌，还有一小支与睫状神经节相连（是动眼神经副交感核的纤维，换神经元后分布到瞳孔括约肌和睫状肌）。

4. 滑车神经

唯一一对从脑干背面出脑的脑神经，由中脑背侧下丘下方发出，绕大脑脚外侧前行，穿海绵窦外侧壁向前经眶上裂入眶，分布于上斜肌。此神经为脑神经中最细长者。

5. 三叉神经

三叉神经位于颞骨岩部尖端的三叉神经压迹，由此节向前向下发出三支神经如下。

（1）眼神经

向前穿海绵窦外侧壁位于动眼神经和滑车神经的下方，经眶上裂入眶。分支分布于眼球、结膜、角膜、泪腺、鼻腔黏膜以及鼻背。

眼神经的一个终支，名为眶上神经，它沿眶上壁下面前行，经眶上切迹（或眶上孔）分布于上睑和额顶部皮肤。

（2）上颌神经

在眼神经的下方由三叉神经节发出，由圆孔出颅进入翼腭窝，经眶下裂入眶，在颅内海绵窦的外侧、翼腭窝内可以看到。穿圆孔出颅后经眶下裂入眶改名**眶下神经**，分布于眼裂、口裂之间的皮肤。沿途还分支至上颌窦和鼻腔的黏膜以及上颌牙齿和牙龈等处。

（3）下颌神经

可看到其分支舌神经。其运动纤维支配咀嚼肌；感觉纤维则分布于下颌牙齿、牙龈、颊和舌前 2/3 的黏膜，以及耳前和口裂以下的皮肤。下颌神经的主要分支有**下牙槽神经、舌神经**。

6. 展神经

自延髓脑桥沟的中部出脑，经颞骨岩部尖端前行，在海绵窦内位于颈内动脉的下方，经眶上裂入眶,分布到外直肌。

7. 面神经

由延髓脑桥沟的外侧出脑,穿内耳道底入面神经管,自茎乳孔出颅,向前穿腮腺发出5支。在胸锁乳突肌止点的内侧和腮腺处可以看到面神经干及其分支。

8. 前庭蜗神经

包括传导听觉的纤维和传导平衡觉的纤维。在耳模型上观察,可见此神经与面神经同行入内耳门,分布到内耳(前庭和耳蜗)。

9. 舌咽神经

由颈静脉孔前方出颅,在颈内动静脉之间下降,继而弓形向前,经舌骨舌肌内侧到舌根。发出颈动脉窦支,达颈动脉窦及颈动脉小球(不易观察到)。

10. 迷走神经

此神经行程为脑神经中最长,由颈静脉孔前方出颅,位于颈动脉鞘内(颈内静脉与颈内动脉或颈总动脉之间的后方),下行到颈根部后左、右迷走神经的行程略有不同,注意观察两者的不同,辨别与大血管和与肺根的位置关系(迷走神经在肺根后面经过,膈神经在肺根前方经过)。迷走神经因在食管前后方分成了许多细支,故在此看不到迷走神经干。经胸廓上口入胸腔,通过肺根的后面沿食管下降,经膈的食管裂孔入腹腔达胃的前、后面、胃小弯和肝等。行程中发出许多分支。这里只观察**喉返神经**,左侧喉返神经勾绕主动脉弓,右侧喉返神经勾绕锁骨下动脉回返向上。行于食管和气管间沟内至咽下缩肌下缘,改称喉下神经。分布于大部分喉肌和声门裂以下的喉黏膜。

11. 副神经

由颈静脉孔出颅,因颅根在颈静脉孔内加入了迷走神经,故无法看到。脊髓根在颈静脉孔出颅后绕颈内静脉向后下,分布与胸锁乳突肌和斜方肌。在胸锁乳突肌深面可看到此神经。

12. 舌下神经

在颈部深层标本上观察。首先找到颈外动脉下部,于该动脉前面跨过,连于舌的神经即舌下神经,该神经由延髓锥体外侧离开脑干,经舌下神经管出颅,在颈内动、静脉之间行向前下,在舌神经和下颌下腺管的下方向前穿颏舌肌入舌内,支配所有舌内肌和大部分舌外肌(小部分舌外肌由颈袢的分支支配)。

二、内脏神经系统

内脏神经可分为内脏运动神经和内脏感觉神经两种。内脏运动神经又分为交感神经和副交感神经。交感神经和副交感神经各有中枢部和周围部。中枢部已在中枢神经系统观察,本次实验只观察周围部。

1. 交感神经

交感神经节可分为椎旁节(借节间支连成交感干)和椎前节。

交感干：成对，位于脊柱的两侧，呈串珠状，上起颅底，下至尾骨，两干在尾骨前合并为一干，终于一个奇神经节。每条交感干上可以看到 19～24 个膨大的椎旁节，各节借节间支相连。**椎旁节**可分为颈部、胸部、腰部、骶部和尾部。

①颈部：有 3 对神经节，分别称为颈上神经节、颈中神经节和颈下神经节。颈中神经节小，且常常缺如。颈下神经节常与第 1 胸神经节合并形成颈胸神经节（星状神经节）。寻认各神经节与脊神经相连的交通支及发出的心支。

②胸部：有 10～12 对胸神经节。寻认以下分支

a. **交通支**：胸部各节均有交通支与脊神经相连。

b. **内脏大神经**：由第 6～9 胸交感神经节穿出的节前纤维，向下合并而成。此神经向下穿过膈，终于腹腔神经节。

c. **内脏小神经**：由第 10～11（或 12）胸交感神经节穿出的节前纤维，斜向下合并而成。此神经向下穿过膈，终于主动脉肾神经节。

③腰部：有 4～5 对腰神经节。

④骶部：有 2～3 对骶神经节。

⑤尾部：有 1 个奇神经节。

2. 副交感神经

分为颅部和骶部。颅部副交感神经的节前纤维，分别随第 3、第 7、第 9、第 10 对脑神经走行（同学可观察和复习上述 4 对脑神经标本）。骶部副交感神经的节前纤维随骶神经前支出骶前孔组成盆内脏神经，参加盆丛。

【思考题】

1. 名词解释：交感干、内脏大神经。

2. 分布到舌上的神经有哪些？各有什么作用？

3. 经眶上裂和颈静脉孔出入的神经有哪些？

4. 填图

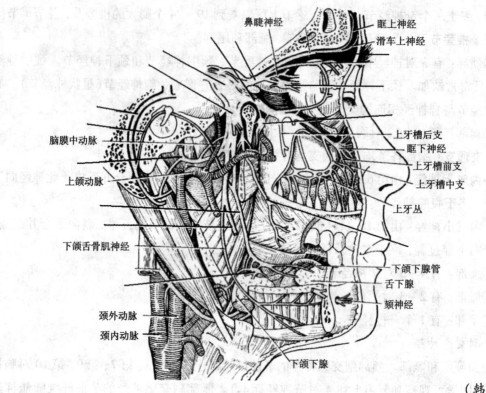

鼻睫神经

眶上神经
滑车上神经

脑膜中动脉

上牙槽后支
眶下神经
上牙槽前支
上牙槽中支
上牙丛

上颌动脉

下颌舌骨肌神经

下颌下腺管
舌下腺
颏神经

颈外动脉
颈内动脉

下颌下腺

（韩利军）

实验二十四·传导路及内分泌

【实验目的】

(1)掌握躯干、四肢深感觉及精细触觉和浅感觉传导通路；掌握头面部浅感觉传导通路；视觉传导通路；皮质核束和皮质脊髓束的径路及其上、下运动神经元的名称、位置。

(2)掌握内分泌腺的定义和结构特点，了解内分泌腺的分类；掌握甲状腺、甲状旁腺、胸腺、肾上腺、垂体的位置、形态。

(3)熟悉听觉传导通路；瞳孔对光反射径路。

【实验材料】

(1)运动和感觉传导路模型。

(2)头颈部矢状切面标本(示垂体)和头颈部示甲状腺与甲状旁腺标本。

(3)童尸(示胸腺)和腹后壁标本(示肾上腺)。

【注意事项】

(1)要分别了解各个传导路模型切面部位；各传导路换神经元的位置；传导束是否交叉和交叉部位。

(2)内分泌器官有的很小，又比较分散，故需要配合多个标本，细心寻找。同时内分泌器官又易损坏，故动作要轻巧。

【实验内容】

此次实习，利用神经传导路模型观察传导通路的行程，然后进行病例分析。在观察传导路之前，老师根据本院校传导路模型情况，分别介绍每个传导路各切面，并在各切面上复习有关的重要灰、白质结构和位置，同时介绍各种颜色的塑料丝(或线)和塑料珠分别代表什么传导束和神经元。

1. 感觉传导路

(1)躯干、四肢意识性的本体(深)感觉传导路

该通路由三级神经元组成。第 1 级神经元的胞体位于脊神经节内(假单极神经元)。其周围突随脊神经分布至四肢和躯干的肌腱和关节的本体感受器和皮肤。中枢突经后根进入脊髓同侧后索中上行。其中来自脊髓第 4 胸节以下的纤维形成**薄束**，来自第 4 胸节以上的纤维形成**楔束**。两束上行至延髓，分别在薄束核和楔束核中换第 2 级神经元。它们发出纤维向前绕过中央管的腹侧，在中线上与对侧交叉，称为**内侧丘系交叉**。交叉后的纤维在

中央管两侧上行，称为**内侧丘系**，经脑桥和中脑，止于背侧丘脑，换第3级神经元。它们发出纤维组成丘脑皮质束，经内囊后肢投射到中央后回的上2/3和中央旁小叶的后部。

（2）**躯干、四肢的浅感觉传导路**

该通路亦由三级神经元组成。第1级神经元是脊神经节细胞，其周围突随脊神经分布至躯干和四肢皮肤内的感受器，中枢突经后根进入脊髓上升1~2个节段进入灰质后角中换第2级神经元。它们发出纤维经中央管前方的**白质前连合交叉**到对侧。其中一部分纤维进入外侧索上行，组成**脊髓丘脑侧束**（传导痛、温觉），另一部分纤维进入前索上行，组成**脊髓丘脑前束**（传导粗触觉）。两束向上经延髓、脑桥和中脑止于背侧丘脑，换第3级神经元。它们发出纤维组成丘脑皮质束，经内囊后肢投射到中央后回上2/3和中央旁小叶的后部。

（3）**头面部的浅感觉传导路**

亦由3级神经元组成。第1级神经元的胞体位于三叉神经节内，其周围突经三叉神经分布于头面部皮肤和黏膜的感受器，中枢突经三叉神经根入脑桥，分成短的升支和长的降支（三叉脊髓束）。升支传导触觉，止于三叉神经脑桥核，降支传导痛、温觉，止于三叉神经脊束核。在核中换第2级神经元。它们发出纤维交叉至对侧组成**三叉丘系**，向上止于背侧丘脑，换第3级神经元。它们发出纤维参与丘脑皮质束，经内囊后肢，投射到中央后回下部。

（4）**视觉传导路**

用视觉传导路模型，结合视觉传导图观察。视觉传导路的感受器为视网膜内的视锥和视杆细胞。第1级神经元和第2级神经元分别是视网膜中的双极细胞和神经节细胞，神经节细胞的轴突在视神经盘处集合向后行，出眼球组成**视神经**，其中来自视网膜鼻侧半的纤维在视交叉内交叉到对侧；而来自视网膜颞侧半的纤维在视交叉处不交叉而走向同侧，与对侧视交叉过来的纤维共同组成**视束**。视束纤维绕过大脑脚，多数纤维终于**外侧膝状体**，换第3级神经元。它们发出的纤维组成视辐射经内囊后肢，投射到枕叶距状沟上、下的皮质，即视觉中枢。

2. 运动传导路

（1）锥体系

①**皮质脑干（核）束**：在大脑冠状切面上（传导路模型），可见中央前回下部的锥体细胞的轴突集合组成皮质脑干（核）束，在大脑水平切面上经内囊膝部，下行至脑干。其中一部分纤维终止于两侧的**躯体运动核**（动眼神经核、滑车神经核、展神经核、三叉神经运动核、支配上部面肌的面神经核、疑核和副神经核）。

另一束纤维下行至脑桥下部，止于对侧的面神经核下部和舌下神经核。面神经核上部接受双侧皮质脑干束纤维，其轴突参与组成面神经运动纤维，支配面上部表情肌，面神经核下部只接受对侧的皮质脑干束纤维，其轴突也参与组成面神经运动纤维，支配同侧面下部表情肌，舌下神经核也只接受对侧的皮质脑干束纤维，其轴突组成舌下神经，支配同侧舌肌。

②**皮质脊髓束**：在大脑冠状面上（传导路模型），可见中央前回上、中部和中央旁小叶前部皮质的锥体细胞的轴突集合组成皮质脊髓束。在大脑水平切面上，皮质脊髓束经内囊后肢的前部，下行经中脑、脑桥至延髓，构成锥体。在锥体下端，大部分纤维左右交叉后下降至脊髓外侧索中形成**皮质脊髓侧束**。皮质脊髓侧束在下降中陆续直接或间接止于各节的前角运动细胞。在锥体下端没有交叉的纤维下行入脊髓前索，形成**皮质脊髓前束**，逐节经白质前连合交叉至对侧前角运动细胞。前角运动细胞的轴突参与组成前根脊神经的运动纤维，支配躯干和四肢骨骼肌。

（2）锥体外系

结合挂图和模型，认识锥体外系的组成。

3.观察内分泌器官

（1）**甲状腺**

在头颈部标本上观察，可见在颈前部及两侧有一呈"H"形的器官，这就是甲状腺。甲状腺由左叶、右叶及甲状腺峡组成。有些个体在甲状腺峡上方有锥状叶。

（2）**甲状旁腺**

贴附在甲状腺左、右叶的后面或埋在甲状腺组织中，为棕黄色的卵圆形小体，一般有上、下两对。

（3）**肾上腺**

位于两肾的上端，腹膜之后。左肾上腺呈半月形，右肾上腺约呈三角形。

（4）**垂体**

呈椭圆形，位于垂体窝内，借漏斗连于下丘脑。

（5）**胸腺**

在童尸上观察其位置与形态。

（6）**松果体**

位于背侧丘脑的上后方，颜色灰红。

【**思考题**】

1.视觉传导路中视神经的损伤和视束的损伤各有什么临床表现？

2.填图

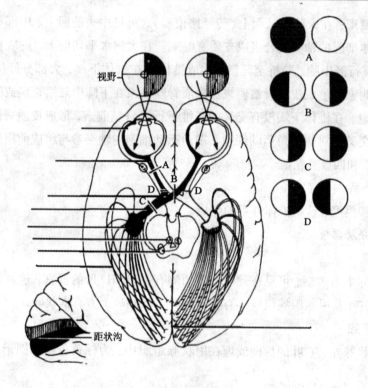

视野

距状沟

（韩利军）

图书在版编目(CIP)数据

人体解剖学实训指导/韩利军主编. —长沙:中南大学出版社,
2013.8

ISBN 978 - 7 - 5487 - 0892 - 6

Ⅰ.人... Ⅱ.韩... Ⅲ.人体解剖学 – 高等学校 – 教学参考资料
Ⅳ.R322

中国版本图书馆 CIP 数据核字(2013)第 108937 号

人体解剖学实训指导

主编 韩利军

□责任编辑	李　娟	
□责任印制	易建国	
□出版发行	中南大学出版社	
	社址:长沙市麓山南路	邮编:410083
	发行科电话:0731-88876770	传真:0731-88710482
□印　　装	长沙市宏发印刷有限公司	

□开　　本	787×1092　1/16	□印张 6.75	□字数 163 千字
□版　　次	2013 年 8 月第 1 版	□2014 年 7 月第 2 次印刷
□书　　号	ISBN 978 - 7 - 5487 - 0892 - 6	
□定　　价	18.00 元	

图书出现印装问题,请与经销商调换

MS 高职高专医药卫生类实训指导系列规划教材

● 生物化学实训指导
● 组织学与胚胎学实训指导
● 生理学实训指导
● 人体解剖学实训指导
● 病原生物与免疫学实训指导

GAOZHIGAOZHUAN YIYAOWEISHENGLEI SHIXUNZHIDAO XILIEGUIHUA JIAOCAI

封面设计/李星星

ISBN 978-7-5487-0892-6

9 787548 708926 >

定价：18.00元

高职高专土建类"十三五"规划"互联网+"创新系列教材

砌体结构

QITI JIEGOU

主　编　赵邵华

副主编　李进军　葛　莎

主　审　王运政

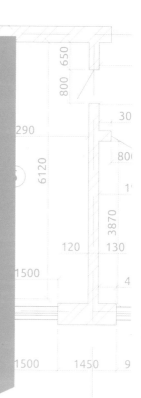

"互联网+"教材特点

扫描书中二维码，阅读丰富的

- 工程图片　演示动画
- 操作视频　工程案例
- 拓展知识　三维模型

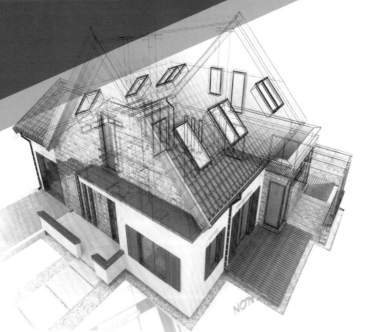

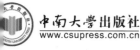

中南大学出版社

www.csupress.com.cn